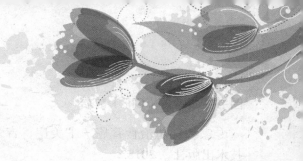

专家教您防治食管癌

ZHUANJIA JIAONINFANGZHI SHIGUANAI

卞美广　吉爱军　主　编

U0189287

中国科学技术出版社

·北　京·

图书在版编目（CIP）数据

专家教您防治食管癌 / 卞美广，吉爱军主编 . —北京：中国科学技术出版社，2018.8

ISBN 978-7-5046-8003-7

Ⅰ . ①专… Ⅱ . ①卞… ②吉… Ⅲ . ①食管癌—防治 Ⅳ . ①R735.1

中国版本图书馆CIP数据核字（2018）第070316号

策划编辑	崔晓荣	
责任编辑	崔晓荣	高　磊
装帧设计	鸿城时代	
责任校对	杨京华	
责任印制	马宇晨	

出　　版	中国科学技术出版社
发　　行	中国科学技术出版社发行部
地　　址	北京市海淀区中关村南大街16号
邮　　编	100081
发行电话	010-62173865
传　　真	010-62173081
网　　址	http://www.cspbooks.com.cn

开　　本	720mm×1000mm　　1/16
字　　数	190千字
印　　张	13
版　　次	2018 年 8 月第 1 版
印　　次	2018 年 8 月第 1 次印刷
印　　刷	北京盛通印刷股份有限公司
书　　号	ISBN 978-7-5046-8003-7/R · 2241
定　　价	36.00 元

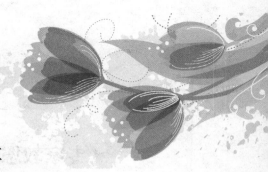

内容提要

    本书编者从食管癌的基础知识谈起，详细介绍了食管癌的临床表现、诊断与检查方法，重点讲述了食管癌的手术疗法、西药疗法、放射疗法和中医疗法，最后从防病、饮食等方面强调了对食管癌患进行健康管理的重要性。本书适合患者及其家属阅读参考。

《专家教您防治食管癌》编委会

主　编　卞美广　吉爱军

副主编　谢英彪　施如春　丁　蓉　李灵常

编　者　肖　雅　魏国利　魏红梅

　　　　邢海燕　章　讯　吴兆书

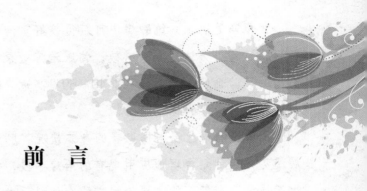

前　言

　　食管癌是常见的消化道肿瘤，全世界每年约有30万人死于食管癌。其发病率和死亡率各国差异很大。在世界范围内，食管癌发病率和死亡率仅次于肺癌、结直肠癌、胃癌、肝癌，位居第5位。对人类健康造成严重危害。中国的食管癌发病率和死亡率在全球均处于较高水平，每年死于该病者约15万人。男性多于女性，发病年龄多在40岁以上。随着社会经济的发展，我国居民生活习惯及饮食结构发生改变，我国食管癌的发病率和死亡率在城市地区呈现下降趋势，但在一些高发地区，尽管经过防治工作人员30多年的努力，其发病率和死亡率已呈下降趋势，仍处于相当高的水平，给社会经济造成了沉重的负担，严重影响当地社会经济的健康发展。

　　食管癌的人群分布与年龄、性别、职业、种族、地域、生活环境、饮食生活习惯、遗传易感性等有关。已有的调查资料显示，食管癌的发病可能与多种因素有关。已经明确的病因有化学病因、生物病因、缺乏某些微量元素、缺乏维生素，吸烟、饮酒、热食、热饮、口腔不洁，以及遗传易感因素等。国内外多项研究显示，高温饮品及食物，饮食习惯如高能量、高脂肪及新鲜水果和蔬菜的摄入不足也会增加食管癌的发生风险。此外食管癌的发病与遗传位点多态性也有关，这也证实了食管癌具有遗传易感性的特点。食管癌病理类型不同，其危险因素也不尽相同。流行病学调查还显示，无论食管鳞癌还是食管腺癌，吸烟和过度饮酒都是其重要危险因素。对于食管腺癌而言，肥胖、高能量和高脂肪食物的摄入都可能增加食管癌的发病风险。

食管癌是消化系统肿瘤中可获得较好防治效果的癌种，人群一级预防措施可行，筛查方法安全、有效，临床治疗效果较佳。多年来食管癌高发现场防治的经验证明，在高发区对40～69岁高危人群进行普查，是实现早发现、早诊断、早治疗的有效途径。

　　食管癌的治疗要根据患者的身体状况、肿瘤的病理类型、侵犯范围和发展趋势，有计划合理地应用现有的治疗手段，提高治愈率，同时提高患者的生活质量。食管癌的主要治疗方法有外科手术治疗、化学药物治疗、放射治疗、中医药治疗等。

　　《专家教您防治食管癌》一书从食管癌的基础知识谈起，详细介绍了食管癌的临床表现、诊断与检查方法，重点讲述了食管癌的手术疗法、西药疗法、放射疗法和中医疗法，最后从防病、饮食和运动等方面强调了对食管癌患者的健康管理的重要性。

　　衷心希望这本小册子能成为食管癌患者恢复健康的好帮手。

编　者

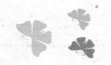

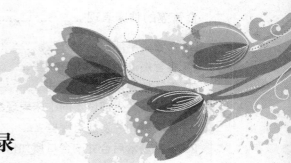

目 录

一、食管癌基础知识

✳ 1.食管的位置结构及生理功能是怎样的

食管是咽和胃之间的消化管。食管在系统发生上起初很短，随着颈部的伸长和心肺的下降，而逐渐增长。

在发育过程中，食管的上皮细胞增殖，由单层变为复层，使管腔变狭窄，甚至一度闭锁，以后管腔又重新出现。食管可分为颈段、胸段和腹段。食管的颈段位于气管背后和脊柱前端，胸段位于左、右肺之间的纵隔内，胸段通过膈孔与腹腔内腹段相连，腹段很短与胃相连。

人的食管结构由内向外分4层：①黏膜层。包括上皮、固有层和黏膜肌层。上皮为较厚的未角化的复层扁平上皮，耐摩擦，有保护作用，在食管与胃贲门交界处，复层扁平上皮突然变成单层柱状上皮；固有层为致密结缔组织，内有食管腺导管；黏膜肌层由纵行肌组成。②黏膜下层。由厚的疏松结缔组织构成，内含食管腺，可分泌黏液经导管排入食管腔。黏膜和黏膜下层形成7～10条纵行皱襞，横切面呈"星"形。食物通过食管时，皱襞消失。③肌层。上1/3段为骨骼肌，下1/3为平滑肌，中段为骨骼肌和平滑肌混合组成。其肌纤维的排列为内环形和外纵形两层。食管还有括约肌，位于人环状软骨水平的，称为食管上括约肌；位于食管下端，一部分在膈上，穿过膈孔，另一部分在膈下的高压带，称为食管下括约肌。这两处括约肌在非进食情况下是关闭的，可阻止胃内容物反流入食管。④外膜。由疏松的纤维组织构成，含有较大的血管、淋巴管和神经，它与食管周围的器官相连。

食团吞咽后由咽腔进入食管上端，食管肌肉即发生波形蠕动，使食团沿食管下行至胃。食管的蠕动波长2～4厘米，其速度为每秒2～5厘米。所以成年人自吞咽开始至蠕动波到达食管末端约需9秒。食物在食管内移动的速度，以流体最快，糊状食物较慢，固体最慢。水在食管中只需1秒便到达食管下端。人在卧位情况下，食团也能因蠕动入胃，但移动较慢。

食管上括约肌是食团进入食管的第一个关口，它有两个功能：①防止吸气时空气进入食管，并使呼吸的无效腔（即死腔）减至最小程度；②防止食物反流入咽腔，以免误入气管。食管下括约肌处的内压较胃内压高，可防止胃内容物反流入食管。吞咽时，食团尚未到达食管下括约肌之前，此括约肌松弛，内压下降，并可持续10～12秒，直到食团通过为止。如果反复吞咽，食管下括约肌将持续松弛；如果提高腹内压，食管下括约肌的内压也随之提高，且提高的程度为胃内压的2～4倍，故胃内容物不能反流入口腔；如果胃扩张，食管下括约肌内压下降，其屏障功能减弱，胃内气体可反流入食管，产生嗳气。食物成分也影响食管下括约肌的紧张性，如蛋白质食物和碱化胃内容物可提高下括约肌的紧张性，这是由胃泌素释放增多所致；而酸化胃内容物则降低食管下括约肌的紧张性，这是由胃泌素释放减少所致。

✳ 2.食管的位置是怎样的

食管是消化管中最狭窄的部分，为一前后扁平的肌性器官。食管上端在第6颈椎体下缘平面与咽相续，下端约在第11胸椎体水平与胃的贲门相连接，全长约25厘米。食管经颈部和胸部，穿过膈的食管裂孔进入腹腔，故可分为颈、胸、腹3部分。颈部介于第6颈椎体下缘与胸骨颈静脉切迹平面水平，长约5厘米，其前方借结缔组织与气管后壁相贴。胸部最长，介于胸骨颈静脉切迹平面到膈的食管裂孔之间，长18～20厘米。腹部由食管裂孔至胃贲门，其前方与肝左叶相邻，长1～2厘米。

食管前方有气管、气管杈、左主支气管、左喉返神经、右肺动脉、食管前丛、心包、左心房和膈。后方有食管后丛、胸主动脉、胸导管、奇静脉、半奇静脉、副半奇静脉和右肋间动脉。左侧有左颈总动脉、左锁骨下动脉、主动脉弓、胸主动脉、胸导管上端。右侧有奇动脉弓。

食管的管径并非均匀一致，食管的全长有3个生理性狭窄，第1个狭窄部位于咽和食管的交界处，距中切牙15厘米；第2个狭窄部位于气管杈水平，食管经过左主支气管后方与其交叉处，相当于胸骨角或第4与第5胸椎椎间盘水平，距中切牙25厘米；食管的第3个狭窄位于食管穿过膈的食管裂孔处，距离中切牙约40厘米。食管的3个狭窄是异物易滞留之处和肿瘤的好发部位。临床上进行食管内插管操作时，要注意其狭窄，防止损伤食管壁。

❋ 3.食管是如何分段的

2009年第7版食管癌TNM分期法将食管的分段定义如下。

（1）颈段食管：上自下咽，下达胸廓入口即胸骨上切迹水平。周围毗邻气管、颈血管鞘和脊椎。内镜下测量距上切牙15～20厘米。

（2）胸上段食管：上起胸廓入口，下至奇静脉弓下缘（即肺门水平之上）。其前面毗邻气管、主动脉弓的3个分支及头臂静脉，后面毗邻脊椎。内镜下测量距上切牙20～25厘米。

（3）胸中段食管：上起奇静脉弓下缘，下至下肺静脉下缘（即肺门水平之）。其前方夹在两肺门之间，左侧与胸降主动脉为邻，后方毗邻脊椎，右侧游离直接与胸膜相贴。内镜下测量距上切牙25～30厘米。

（4）胸下段食管：上起下肺静脉下缘，下至食管交界处。内镜下测量距上切牙30～40厘米。

为了便于将起源于远端食管和贲门部的肿瘤进行分类，国际抗癌联盟（UICC）做出明确规定：凡肿瘤中心位于食管下段、食管胃交界处或胃近端5厘米内但已侵犯食管下段或食管胃交界处，则分类为食管癌；胃近端5厘米内发生的腺癌但未侵犯食管胃交界处者分类为胃癌。

✳ 4.食管运动是如何控制的

食管上部的横纹肌受舌咽神经和迷走神经的支配，这些运动神经元末梢以运动终板形式进入骨骼肌，注射箭毒可阻断这部分食管的蠕动。迷走神经尚支配食管其余部分的平滑肌，其节前纤维末梢与食管壁内神经丛的节细胞发生突触联系，再发出节后纤维支配平滑肌细胞。节前和节后纤维都是兴奋性的胆碱能纤维。在吞咽时，吞咽中枢兴奋通过上述运动神经元和迷走神经传出纤维，引起食管各段的肌肉发生蠕动。食管壁内神经丛可以不依赖外来神经来控制食管蠕动。

支配食管下括约肌的交感神经中也含有兴奋性纤维。静息时此括约肌收缩，是由去甲肾上腺素对括约肌细胞上α受体发挥作用而引起的。交感神经冲动可促使食管下括约肌收缩，这是由刺激食管壁内肌间神经丛所致。

✳ 5.什么是吞咽

吞咽是指在口腔中经咀嚼形成的食团由口腔送入胃的过程。吞咽系复杂的反射活动。根据食团所经过的部位，可将吞咽分为3期：①由口腔到咽，这是在大脑皮质冲动影响下的随意动作。开始时舌尖紧贴上颌及硬腭前部，再由舌肌及舌骨上肌群的活动，使舌体上举，紧贴硬腭及上颌各牙，迫使舌背上的食团后移至咽部。由于提颌肌群、舌肌、唇肌及颊肌的共同活动，使上、下唇紧闭。当食物接触咽壁后，随意性吞咽动作即结束。②由咽到食管上端，这是通过一系列快速反射动作实现的。由于食团刺激了软腭的感受器，引起一系列肌肉（如腭帆提肌、腭帆张肌、咽腭肌和悬雍垂肌等）的收缩，使软腭上升，咽后壁向前突出，封闭鼻咽通路；由于声带内收，喉头升高并向前紧贴会厌，封闭咽与气管通路，同时呼吸暂停；又由于舌骨及甲状软骨向前上移动，使咽腔纵径加大，食管上口张开，舌骨舌肌牵引舌体向后下压迫，同时咽上、中、下缩肌收缩，食管上括约肌松弛，食团则由咽腔进入食管。③沿食管下行至胃，这是由食管肌肉的蠕动实现的。蠕动系由食团刺激软腭、咽部和食管等处的感受器，传入冲动通过延髓中枢，再向食管发出传出冲动所引起。

吞咽动作的3个时期是按顺序连续发生的，前一期的活动可引起后一期的活动，吞咽反射的传入神经包括来自软腭（第Ⅵ、Ⅹ脑神经）、咽后壁（第Ⅹ脑神经）、会厌（第Ⅺ脑神经）等处的脑神经的传入纤维。吞咽的基本中枢位于延髓内，支配舌、喉、咽部肌肉动作的传出纤维在第Ⅵ、Ⅹ、ⅩⅢ脑神经中；支配食管的传出神经是迷走神经。

6.什么是下食管括约肌环

下食管括约肌环可能出生时已存在，是下段食管狭窄。正常食管下段直径为38～50毫米，当狭窄至12毫米或更小时，患者可出现吞咽固体食物困难。此症状可开始于任何年龄，但通常在25岁以后。环的直径大于18毫米时，通常不会产生症状。这种下食管括约肌环引起的症状总是时有时无，钡剂X线检查常可探查出此问题。细嚼慢咽通常可减轻症状，如果无效，则可能需要做外科手术，解除此狭窄环。另外，也可采用扩张探条或内镜，经口腔和咽部插入来扩张食管狭窄段。

7.食管梗阻有哪些原因

（1）食管蹼：是从食管内表面（黏膜）长出的横跨食管内腔的薄膜。此为罕见病，最常见于未经治疗的严重缺铁性贫血患者。发生于上段食管的蹼常使固体食物吞咽困难。当患者吞钡剂时，进行X线检查，是诊断该病最好的方法。

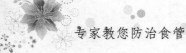

一旦成功地治疗了贫血，此蹼就会消失。如果仍然存在，可用扩张探条或内镜捅破。

（2）Lusoria吞咽困难：是由血管压迫食管引起的一种吞咽困难。此为一种先天缺陷，最常由右锁骨下动脉位置异常所致。吞咽困难可发生于小孩，但异常血管发生粥样硬化而引起者则发病较晚。X线钡剂检查能显示出此受压的食管。动脉造影术（从动脉注射造影剂的一种X线检查方法）则可以明确此段食管受压是由动脉所致。外科手术是唯一的治疗方法。

（3）弥漫性食管痉挛：是神经功能障碍引起的食管推进性运动（蠕动）紊乱。正常情况下，使食物经过食管的推进性收缩与非推进性收缩是周期性交替进行的。在30%这类患者中有下食管括约肌的开放与关闭功能紊乱。典型的食管肌肉痉挛表现为胸骨后疼痛，并与液体或固体食物吞咽困难同时存在。疼痛也可发生于夜间，并致使患者痛醒。热饮或冷饮可加重疼痛。数年以后，此病可发展为贲门失弛缓症。弥漫性食管痉挛也可只发生严重的疼痛而无吞咽困难。这种疼痛常被描述为一种胸骨后压榨性疼痛，可因活动或用力时诱发，因而，难以与心绞痛相鉴别。吞钡剂X线检查可显示食物未能正常地沿食管而下，且伴有食管壁的收缩紊乱。食管的闪烁显像能探测出食物经过食管的异常运动。压力测定能提供此痉挛最敏感和最详尽的资料。如上述检查仍不能明确诊断，则让患者进食肉类食物或使用腾喜龙，以激发疼痛性痉挛，再进行食管测压。该病治疗困难，硝酸甘油、长效硝酸盐、抗胆碱能药物如盐酸双环胺或钙通道阻滞药如硝苯地平可以缓解症状。有时，需用强力镇痛药。食管内气囊扩张或探条扩张食管可有一些效果。如果所有其他方法都无效，则需要外科手术沿整段食管纵向切开该肌肉层。

（4）其他：在某些患者，食管狭窄是先天性的，而另一些患者，则是胃酸反复反流损伤食管所致。狭窄还可由食管外的压迫引起，例如肥大的左心房、主动脉瘤、异常的锁骨下动脉、异常的甲状腺、从脊柱长出的骨刺或癌肿，最常见的为肺癌。梗阻的最重要原因是食管癌。由于所有这些疾病都可使食管内腔直径变小，因此它们通常造成吞咽固体食物（特别是肉和面包）困难，而液体则无困难。由酸反流引起的狭窄，吞咽困难发生在其他的长期症状（如严重胃烧灼感、周期性夜间或弯腰时胸骨后刺痛）之后。这种吞咽困难在数年间逐渐加重，而食管癌引起的吞咽困难则在数周或数月间迅速地进行性加重。一般应用X线检查来发现梗阻的原因和部位。治疗方法和预后则取决于病因。

❋ 8.什么是食管癌

食管癌是人类常见的消化道恶性肿瘤，占食管肿瘤的90%以上。在全世界范围内，食管癌的发病率和死亡率分别居恶性肿瘤的第8位和第6位，在全部恶性肿瘤死亡回顾调查中仅次于胃癌而居第2位。2012年调查数据显示，平均每年有45.5万食管癌新发病例，40万人死于食管癌，其发病率逐年上升。食管癌早期症状不明显，一经诊断大都是中晚期，且5 年存活率低于20%，降低食管癌的发病率迫在眉睫。

食管癌发生于世界各国，其高发区有显著的地理性差异。2000多年以前中国豫西一带已有"噎膈"的记载。多数学者认为食管癌是由环境中的致癌因素引起。已提出的致癌因素包括亚硝胺类化合物和霉菌毒素。食管癌是我国和世界最常见的恶性肿瘤之一。根据1990—1992年中国恶性肿瘤统计分析发现：食管癌的死亡率为17.19/10万，占全部肿瘤死因的第4位，比例为16.4%。尽管近年来不论是城市还是农村，食管癌的死亡率均有下降，但是中国仍是世界范围内食管癌发病率和死亡率最高的国家。

流行病学研究显示，吸烟和重度饮酒是引起食管癌的重要因素。国外研究显示：对于食管鳞癌，吸烟者的发病率增加3～8倍，而饮酒者增加7～50倍。在我国食管癌高发区，主要致癌危险因素是致癌性亚硝胺及其前体物和某些霉菌及其毒素。组织学类型上，我国以鳞状细胞癌为主，占80%以上，而美国和欧洲的腺癌已超过鳞状细胞癌，占50%以上。

处于食管癌高发区、年龄在40岁以上、有肿瘤家族史或者有食管癌的癌前疾病或癌前病变者是食管癌的高危人群。避免一些高危因素如吸烟和重度饮酒、防

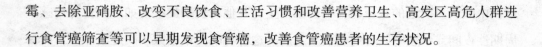

霉、去除亚硝胺、改变不良饮食、生活习惯和改善营养卫生、高发区高危人群进行食管癌筛查等可以早期发现食管癌，改善食管癌患者的生存状况。

✳ 9.食管癌的分布有什么特点

食管癌是全世界高发恶性肿瘤之一，对于民众健康危害严重。自20世纪70年代始，食管腺癌的发病率在欧美等西方国家显著上升，目前已经超过鳞癌成为食管癌的主要组织学类型。我国食管癌则一直以鳞癌为主，食管腺癌的发病率未见明显增长，这与日本的情况相似。世界卫生组织公布的资料显示，2008年度全世界67亿人口新发食管癌病例482万例，发病率为7.0/10万，居第9位；死亡407万、死亡率5.8/10万，居第8位。中国13.4亿人口食管癌新发病例259万例，发病率为16.7/10万，居各类恶性肿瘤第5位；死亡21.1万例，死亡率为134/10万，居第4位。中国食管癌的发病及死亡人数均超出世界50%以上。中国男性食管癌患者17.6万，发病率为229/10万；死亡14.4万，死亡率18.7/10万；女性患者8.3万，发病率为10.5/10万；死亡67万，死亡率8.2/10万，发病率男性居各类恶性肿瘤第4位，女性为第7位，而死亡率男女均居第4位。

食管癌在世界各地均有发生，但不同的地区有明显的差异，形成了相对高发区、呈现出明显的地区发病梯度或者不规则的同心圆分布。欧美和大洋洲诸国的食管癌发病率一般在（2～5）/10万（但法国例外，达13.6/10万），苏联的中亚地区在100/10万以上。亚洲诸国家的发病率为（1.2～32）/10万，但伊朗的黑海沿岸地区则在100/10万以上。我国男女食管癌的发病率分别为18.7/10万和8.2/10万，林州市则高达478.87/10万，高发区主要分布在华北太行山区（包括河南林州、河北磁县、山西阳城等十几个县市，食管癌死亡率在100/10万以上）、陕豫鄂秦岭和鄂豫皖大别山〔以陕西、河南、湖北三省交界的秦岭东部山区形成一个不规则的同心圆，死亡率在（50～100）/10万〕。目前我国是世界上食管癌死亡率最高的国家之一，年平均死亡率为14.59/10万，其中以河南省为最高，死亡率高达32.22/10万，而云南省则最低，死亡率为1.05/10万。

食管癌发病率和死亡率在不同的年龄组有很大差别。发病年龄以60~64岁组为最高（17.95%），其次为65~69岁组，70岁以后逐渐降低。35岁以前死亡率很低；35岁以后，死亡率随年龄增长急剧上升。食管癌的发病高峰在高龄组，说明食管癌致癌因素和促癌因素的作用要经过长期的积累过程。

食管癌的性别比例，一般是高发区偏小，低发区偏大。华北太行山高发区男女性别比例为1.6：1，其中林州市高发乡食管癌死亡的性别比例为1.1：1，而维吾尔族低发区人群比例为5：1。但也有特例，如广东梅县属食管癌相对高发区，女性死亡率高于男性，其性别比例为1：1.6。国外食管癌性别比例与我国大体类似。

不同种族人群的食管癌的发病率差别很大，如美国的非白种人男性食管癌发病率（20.5/10万）高于白种人（5.8/10万），亚洲的中国人和日本人高于欧洲人和美国人。

诸多的研究表明，高发区的居民移居到低发区后，食管癌仍然保持相对高发。如河南林州居民移居到其他地方后，食管癌死亡率仍高于当地居民5~8倍。移居到美国的中国移民，第一代男性食管癌死亡率是美国白人的2.94倍，在美国出生的第二代是1.91倍。这些现象表明食管癌的发病很可能与基因或者遗传因素有关。

各地调查结果不一，我国农业人口比城市人口多发，广东省南澳县是食管癌高发地区，那里主要是渔民、盐民和农民三类人群，可能与他们的饮食有关。

10.食管癌的发病因素有哪些

（1）环境因素　肿瘤的发生发展是环境因素与个体因素相互作用的结果。一般认为，人类肿瘤主要是由环境因素引起的，但是人群对环境中致癌和促癌因素的易感性不同。已知有近30种亚硝胺能诱发动物肿瘤。国内也已成功地应用甲苄亚硝胺、肌胺酸乙酯亚硝胺、甲戊亚硝胺和二乙基亚硝胺等诱发大鼠的食管癌。我国调查发现，在高发区的粮食和饮水中，硝酸盐、亚硝酸盐和二级胺含量显著增高，且和当地食管癌和食管上皮重度增生的患病率呈正相关。这些物质在胃内易合成致癌物质亚硝胺。真菌毒素的致癌作用早为人们所注意。我国林县食管癌的研究结果证明，各种霉变食物能产生化学致癌物质，镰刀菌、白地霉菌、黄曲霉菌和黑曲霉菌等真菌不但能还原硝酸盐为亚硝酸盐，还能增加二级胺的含量，促进亚硝胺的合成。玉米面经接种并培养镰刀菌或黄曲霉菌后，二级胺的含量可增加数倍，其中甲基苄基亚硝胺为诱发大白鼠食管癌的特异致癌物。国内学者还发现，在邻近真菌侵犯部位的食管上皮细胞，可呈现单纯性增生、轻度至重度的不典型增生，甚至明显的癌变。提示真菌感染与食管上皮细胞分化、分裂异常不同阶段有密切联系。同时还发现，在食管原位癌旁增生上皮内可分离出白念珠菌的纯株。因此有人认为，具有致癌潜力的真菌长期持续侵犯食管上皮，可能引起或可能协同其他致癌因素而促进癌变，故食管真菌病可能是食管癌的癌前病变之一。酸菜是林县居民的一种主要副食品，常被白地霉菌严重污染而含有高浓度的硝酸盐、亚硝酸盐和二级胺，薄层色谱分析可发现含有亚硝胺。资料还证明，食用的酸菜量与食管癌的发病率成正相关。长期用酸菜提取液和浓缩液喂大白鼠，也证实酸菜具有致食管癌作用。

（2）生活习惯：在人们的日常生活中，不良的生活习惯和食管癌的发病息息相关。①营养素缺乏：摄入动物蛋白不足和维生素A、维生素B_2、维生素C缺乏，是食管癌高发区居民饮食的共同特点。但大多营养不良的高发地区，食管癌并不高发，故这不可能是一个主导因素。我国流行病学调查表明，缺铁性贫血、蛋白缺乏症或土壤内缺乏某些元素，如钼、铜、硼、锌、镁和铁等，都可能与食管癌间接有关。钼是植物硝酸盐还原酶的重要成分，缺钼可使植物体内的硝酸盐积聚。应用光谱分析河南省7个县的粮食样品，发现食管癌高发地区林县的粮食中，钼的含量低于其他县。应用催化极谱法分析林县人的头发、血清及尿液的钼含量皆显著低于食管癌低发区的其他县。食管癌高发区多处于经济不发达地区，生活贫困的人群食管癌也相对高发。一般认为摄入动物蛋白、新鲜蔬菜、水果不足，造成维生素与微量元素、维生素B_2和叶酸等营养素不足导致机体的免疫力低下，是食管癌高发原因之一。如：油、脂肪和不饱和脂肪与食管腺癌相关，而与鳞癌负相关。蔬菜、水果、维生素A、维生素C和粗纤维摄入与食管癌负相关，特别是和食管腺癌强负相关。②烟、酒及其他不良生活方式：流行病学调查发现，一些食管癌高发区居民吸烟相当普遍；一些地区居民不吸烟，食管癌则很少见。近年来我国学者同时对高发区、低发区，以及城市、乡村食管癌进行了大量流行病学调查，多数仍认为吸烟可能也是我国食管癌发生不可忽视的促癌因素。研究表明，烟草是一种致癌物质，其对人体的危害是多效应的，烟草中的致癌物质有可能随唾液或食物下咽到食管或吸收后作用于食管引起癌变。现已发现香烟的烟和焦油含有多种致癌物，如苯并〔α〕芘等多环芳烃、环氧化物、内酯、过氧化物及卤醚等，并且还含有多种亚硝基化合物如亚硝基吡咯烷、二甲基亚硝胺、亚硝基去甲烟碱或亚硝基新烟碱。此外，烟雾中还有大量一氧化氮、二氧化氮和烃类反应生成的烷类和烷氧自由基，这些成分可直接攻击细胞的脂肪、蛋白质和核酸等成分，造成细胞损伤，引起癌变。研究还发现，酒具有促癌作用，尤其是同时嗜好烟、酒的人群，比仅单一嗜好烟的人群更易发生食管癌，短期高饮酒量的危险大于长期的中等饮酒者。还有如咀嚼槟榔，食用酸菜、鱼露、鸦片，饮食粗糙，进食快，喜食烫食等均可增加患食管癌的风险。③烹饪方法：烧烤食物生成杂环胺类物质、多环芬碳氢化物和苯并芘类物质，它们是诱导突变和动物癌的物质。红肉摄入与食管癌和胃癌有关。

（3）食管损伤、食管疾病以及食物的刺激作用：食管损伤及某些食管疾病可以促发食管癌。在腐蚀性食管灼伤和狭窄、食管贲门失弛缓症、食管憩室或反流性食管炎患者中，食管癌的发病率较一般人群高。据推测乃是由于食管内滞留而致长期的慢性炎症、溃疡，或慢性刺激，进而使食管上皮增生，最后导致癌变。流行病学调查发现，食管癌高发地区的居民有进食很烫的饮食、饮烈酒、吃大量胡椒、咀嚼槟榔或烟丝的习惯，这些对食管黏膜的慢性理化刺激，均可引起局部上皮细胞增生。动物实验证明，弥漫性或局灶性上皮增生可能是食管癌的癌前病变。

（4）遗传因素：食管癌的发病有明显的家族聚集现象，这与人群的易感性与环境条件有关。在食管癌高发区，连续3代或3代以上出现食管癌患者的家族屡见不鲜。在我国山西、山东、河南等省的调查发现有阳性家族史的食管癌患者占人群的1/4～1/2，高发区内阳性家族史的比例以父系最高，母系次之，旁系最低。由高发区移居低发区的移民，即使在百余年以后，其发病率也相对较高。居住环境也影响食管癌的发病，已发现，高发区内与家族共同生活20年以上的食管癌患者占1/2。遗传和环境等因素对食管癌发病的影响可能是分子水平上的变化，已发现，在某些癌症高发家族中，常有抑癌基因（如P53的点突变或杂合性丢失），在这类人群中，如有后天因素引起另一条等位基因突变，则会造成癌基因的异常表达而形成癌肿。资料显示，食管癌患者中确实存在癌基因和抑癌基因的突变。

✳ 11.我国食管癌的流行病学现状是怎样的

食管癌是全球第九大常见恶性肿瘤，分为食管鳞癌和食管腺癌，在全球许多地区流行，特别是发展中国家。其中我国属于食管癌高发区之一，以鳞癌（90%）为主。在我国，食管癌发生范围遍及10余个省区，覆盖人口达2亿，其中涉及食管癌高发区居民0.9亿之多，我国广泛认为食管鳞癌的发生与吸烟、饮酒、喜食腌菜、家族史、进食快、心理障碍有关。其中鳞状上皮的高度不典型增生是食管鳞癌主要癌前病变。

我国食管癌的发病呈明显的地区差异，一定地域内的绝对高发与周边地区的相对低发形成鲜明对照，构成我国食管癌最典型的流行病学特征。1998—2002年我国30个肿瘤登记处登记食管癌新发38 339例，死亡30 116例。食管癌粗发病率为0.3/10万～115.1/10万，世界人口调整发病率为0.3/10万～132.7/10万。食管癌粗死亡率为1.3/10万～90.9/10万，世界人口调整死亡率为2.7/10万～110.6/10万。表明各地的食管癌发病率差异较大。在不少地区尤其是农村，食管癌仍是威胁居民健康最严重的恶性肿瘤。

据全国防癌办公室第三次肿瘤普查资料显示，我国食管癌居高不下的现状仍然持续，仅个别区域有所下降。食管癌的高发省份为河北、河南、福建和重庆，其次为新疆、江苏、山西、甘肃和安徽。食管癌在太行山脉附近的省份明显高发，河南林州市食管癌与贲门癌发病率最高，占当地全部恶性肿瘤的81.4%。从20世纪70年代至21世纪初，河北省食管癌死亡率出现明显下降趋势。河北磁县与河南林州市食管癌标化发病率男性从1988年的131.89/10万下降到1997年的100.85/10万，下降23%，年平均下降2.6%。同期女性从102.35/10万下降到66.70/10万，下降34%，年平均下降3.8%。

✳ 12.什么是原发性食管癌

食管癌系指由食管鳞状上皮或腺上皮的异常增生所形成的恶性病变。其发展一般经过上皮不典型增生、原位癌、浸润癌等阶段。食管鳞状上皮不典型增生是食管癌的重要癌前病变，由不典型增生到癌变一般需要几年甚至十几年。正因为如此，一些食管癌可以早期发现并可完全治愈。对于吞咽不畅或有异物感的患者应尽早行胃镜检查，以便发现早期食管癌或癌前病变。

发生在食管的恶性肿瘤很多，可分为原发性食管癌和继发性食管癌两大类。如果发现食管有肿瘤，必须鉴别这个肿瘤是在食管发生的，还是由别处的恶性肿瘤转移过来的。如果肿瘤是在食管发生的称为原发性食管癌。如果由其他器官的恶性肿瘤通过血液或淋巴管转移到食管，这就是继发性食管癌。

本病是世界一些国家和地区常见的恶性肿瘤。中国是世界上食管癌最高死亡率的国家之一，年平均死亡率为（1.3～90.9）/10万，而世界人口标化死亡率为（2.7～110.6）/10万。食管癌在中国有明显的地理聚集现象，高发病率及高病死率地区相当集中。其发病率在河北、河南、江苏、山西、陕西、安徽、湖北、四川、福建等省在各种肿瘤中高居首位，其中河南省病死率最高，以下依次为江苏、山西、河北、陕西、福建、安徽、湖北等省。年平均病死率在100/10万以上的县市有21个，最高的是河北省邯郸市（303.37/10万）和磁县（149.19/10万），山西省的阳城（169.22/10万）和晋城（143.89/10万），河南省的鹤壁市

（169.22/10 万）和林州市（131.79/10 万）。

对流行地区分布的深入分析发现，同一省的不同地区可以存在迥然不同的发病情况，高、低水平地区相距很近，而病死率水平却可相差几十倍到二三百倍。由高病死率水平到低病死率水平常形成明显梯度，呈不规则同心圆状分布。主要的高病死率水平地区分布在：河南、河北、山西三省交界（太行山）地区；四川北部地区；鄂豫皖交界（大别山）地区；闽南和广东东北部地区；苏北及新疆哈萨克族聚居地区。在世界范围内同样存在高发区，哈萨克斯坦的古里亚夫、伊朗北部的土库曼、南非的特兰斯开等，其发病率均超过100/10万。

✱ 13.食管癌的扩散方式有哪些

（1）直接播散与浸润：食管壁内直接扩散，最早出现于食管黏膜层或黏膜下层，因食管黏膜及黏膜下层存在丰富的淋巴管，可沿食管固有膜或黏膜下层淋巴管浸润，表面呈苍白或小结节形状。大多数黏膜下扩散在肉眼无明显异常，只有镜检才能证实。沿淋巴扩散的结节，酷似第2个原发癌，这种食管壁内的扩散方式，有时可距离原发灶5～6厘米，因此手术切除的长度适当与否很重要。因食管无浆膜层，肿瘤累及食管肌层后，很容易穿过疏松结缔组织直接浸润相邻器官。根据部位不同，它所累及的器官也不同。上段食管癌可浸润支气管形成食管气管瘘，也可侵入胸导管、奇静脉、肺门。少数病例癌组织侵及主动脉弓形成主动脉瘘，导致大出血死亡；下段食管癌可侵及心包、膈肌、贲门及肝左叶。主动脉弹力膜与椎体黏膜对浸润有一定抵御作用。一般认为直接扩散在上段癌较多，下段癌较少。

（2）淋巴结转移：食管的淋巴结转移较常见，一般认为食管低分化鳞癌或未分化癌淋巴结转移较早，转移部位与食管淋巴引流方向有关，上段食管癌可侵犯食管旁、喉后、颈深和锁骨上淋巴结，如出现声嘶，多由于转移淋巴结压迫喉返神经。中段食管癌常发生食管旁或肺门淋巴结转移，也可向上或向下转移。下段食管癌可侵犯心包旁及腹腔淋巴结，偶尔可见向上转移至上纵隔或颈部锁骨上

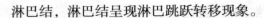

淋巴结，淋巴结呈现淋巴跳跃转移现象。

（3）血行转移：食管癌的血行转移较少见，多发生于晚期病例，转移部位依次为肝、肺门、骨、肾、肾上腺、胸膜等，以肝及肺较常见，在尸检资料中1/3的患者食管局部病变始终较局限，因局部合并症梗阻、气管瘘、大出血、恶病质等死亡，故食管癌患者经综合治疗，许多病例可获得良好的结果。

✳ 14.哪些人是食管癌的高危人群

（1）有遗传家族史者：食管癌患者有明显的家族聚集性。在同一家族可在同一代或隔几代内发生。临床医生也注意到家族性明显的患者具有症状重、疗效差、病程短的特点。

（2）烟酒有瘾者：吸烟量的增加及吸烟时间延长，烟草中亚硝胺等致癌物在体内的积蓄也会增加，发病的风险也随之提高。饮酒与吸烟有协同致癌作用。

（3）过量摄入霉菌者：从高发区酸菜、窝窝头、玉米面中发现多种霉菌，粮食霉菌污染率明显高于低发区。粮食中分离的冬青匍柄霉、互隔交链孢霉有致癌作用，所产生的毒素可致染色体畸变。霉菌与亚硝胺有协同致癌作用。

（4）体内过多碱液者：碱液是工业的强力化学药品，用于许多清洁过程，甚至包括家庭的清洗剂都含这类物质。当误食或其他因素造成腐蚀性食管炎，也意味着增加了食管癌的机会。

（5）大量摄入亚硝胺者：亚硝胺类化合物是一类很强的致癌物，在100多种亚硝胺中有十几种引起多种动物食管癌。在食管癌高发区发现居民膳食中摄入不同量的亚硝胺，同时证明：从膳食中摄入亚硝胺的量与食管癌发病率成正比。高发区人的胃液中亚硝胺类化合物含量明显高于低发区。

（6）营养、维生素及微量元素缺乏者：某些维生素及微量元素的缺乏为食管癌发病造成一定条件。高发区食管炎、细胞不典型增生、重度增生较普遍，与高发区摄入蛋白质、水果、蔬菜少有关。饮食中缺乏蔬果、矿物质与维生素也会增加食管癌发生概率，尤其是维生素A与维生素B。

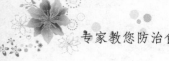

（7）经常食用酸菜、热食者：酸菜中亚硝酸盐和亚硝酸含量较高，酸菜中还测出致癌化合物苯并芘和其他多环芳烃化合物，调查发现，高发区居民食酸菜者较普遍，食管癌的发病率与食酸菜量成正相关。另外热饮、热食时，热损伤可能是促进肿瘤发生或成为肿瘤发生的一个条件。

✳ 15.食管癌晚期患者能活多久

食管癌晚期能活多久，这是很多食管癌晚期患者及其家属关心的问题。也经常向他们的主治医师问起类似的问题。对于"食管癌晚期到底能活多久"这个问题，很难有确定的答案。食管癌的治疗是个系统的过程，涉及很多因素，总地来说，食管癌晚期能活多久，换句话说食管癌晚期患者的生存期有多长，主要取决于食管癌晚期的治疗方法是否得当及患者的身体素质。此外，食管癌晚期患者或其家属应多了解食管癌晚期的治疗知识，多和主治医师交流，对食管癌晚期患者生存期的延长有帮助。

治疗方法是否得当是决定食管癌晚期患者能活多久的最重要因素，就晚期食管癌的治疗来说，此时肿瘤已有转移，用局部治疗的手术治疗难以有满意疗效，主要的治疗方法为药物治疗，即化疗和中医药治疗。食管癌晚期化疗以联合化疗为主，效果比单一药物化疗稍好。近年来将化疗药物作为增敏剂与放射治疗联合应用治疗晚期食管癌，取得了明显的疗效。另外，鉴于放、化疗对人体的不良反应，在晚期食管癌的治疗中可合并中医药治疗，以起到增效减毒的作用。对于转移范围广，身体功能弱，已经难以耐受放、化疗的晚期食管癌患者，可用中医药进行非手术治疗，虽然短期效果没化疗明显，但远期效果好，在改善生存质量，延长生存期方面有明显的作用。

患者的身体功能也是决定食管癌晚期患者能活多久的重要因素，身体功能好，免疫力强，才能抵抗癌肿的发展，耐受各种药物治疗。因此，提高免疫功能，增强对肿瘤的抵抗力对晚期食管癌患者极为重要。在饮食上，食管癌晚期患者应尽量多吃一些能进入食管的食物，如半流食和全流食，并要注重半流食和全流食的质量，不要限制热量，要做到营养丰富、饭菜细软、容易消化和吸收，必要时可做匀浆膳。另外，也可依靠服用一些有活血化瘀、温阳益气的中药来提高机体免疫力。

总的来说，食管癌晚期能活多久因治疗效果及身体功能而异，只要选择合适的方法积极治疗，均可改善症状，延长生存期，晚期食管癌患者应该保持乐观心态，积极配合治疗。随着治疗方法的不断改进，新的治疗手段和药物越来越多地应用于食管癌晚期的治疗，食管癌晚期患者的生存期已明显高于以前。患者不要被困于"食管癌晚期能活多久"这个问题而影响治疗，也不要随便相信那些宣传某药物能使食管癌晚期活多久之类的广告。食管癌晚期到底能活多久这个问题对于任何一个患者都不一定有确切的答案，尽快接受正规的治疗才是最重要的。

❋16.食管癌中、晚期的治疗方法有哪些

中、晚期食管癌多已发生扩散转移，手术切除概率不大，即便手术也仅为姑息性的局部切除。临床上中晚期食管癌的治疗方法主要有放射治疗、化疗及中医药治疗，且以中西医结合为治疗原则。化疗是食管癌非手术治疗的常用方法之一，但它存在着"敌我不分"（癌细胞和正常细胞一起被杀死）、有效剂量和中毒剂量非常接近（药量少了不起作用，药量多了又容易出现毒性反应）、不良反应等严重不足，其中以消化功能受损和骨髓造血功能受抑制等反应最为明显，往往使食管癌患者因反应严重而难以接受化疗或不能坚持完成整个疗程。

因此，应在化疗的同时及化疗后配合健脾和胃、益气生血、补益肝肾等中医治疗，可以较好地缓解化疗反应，有助于化疗的顺利进行。放射治疗也存在着明显的放射治疗反应，使许多患者不得不中断放射治疗。如果在放射治疗期间及放射治疗后配合补益气血等中医治疗，对增加白细胞的数量、增强免疫功能均有较好的效果。

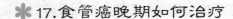

❋ 17.食管癌晚期如何治疗

食管癌晚期治疗应以控制症状、稳定病情为原则，以达到改善患者生活质量、延长患者生存期的目的。食管癌发展到晚期患者的身体更加虚弱，饮食困难更加严重，因此食管癌晚期患者选择治疗方法要谨慎，食管癌晚期患者多已发生扩散转移，错过了手术治疗的最佳时机，目前临床上多主张放、化疗及中医中药治疗，尤其是中药治疗食管癌晚期有其明显的优势。

食管癌的化疗临床上多采用联合化疗为主，食管癌的化疗在控制症状的同时，有明显的不良反应，多数患者难以坚持治疗，针对这个问题临床多建议结合中药治疗。

食管癌放射治疗包括根治性和姑息性两大类，但患者对放射治疗的敏感性差，接受放射治疗的患者多达不到理想的治疗效果，且放射治疗有强烈的不良反应，一般患者难以忍受，尤其是免疫耐受力低下及年老体弱的食管癌晚期患者。针对适合进行放射治疗的患者，专家多建议结合中药弥补放射治疗的不足，增强其疗效。

中医中药治疗食管癌晚期自应用以来得到广泛好评，可应用于食管癌整个过程中。中药控制食管癌症状针对性强，同时又能增强患者自身免疫力起到标本兼治的作用。

另外，食管癌晚期采用中药抗癌药物组合效果尤佳，针对患者的原发癌肿和转移部位采用针对性强，对症的药物进行治疗，可取得更好的治疗效果。

对于晚期转移部位单一而且患者体质尚可，有手术意愿的食管癌患者，可考虑手术姑息性切除。但在手术治疗前后最好同时配合治疗晚期食管癌的中药进行治疗，帮助增强患者的免疫功能，提高抵抗力，在术后帮助增强手术治疗的效果，提高手术治疗彻底性，减少术后并发症，防止术后复发和转移，加快患者恢复。但是值得提醒的是，患者在手术前一定要做好详细检查，请家属向主治医师咨询清楚。

食管癌晚期患者治疗控制症状是关键，同时也要重视提高患者自身抗病能力，中药的应用在这两方面均占有很大的优势。另外，食管癌晚期患者也要注意调理饮食。

18.食管肿瘤的治疗原则是什么

（1）食管肿瘤的治疗方案，要依照癌的分期、位置、细胞类型、生物学特性和患者全身状况，全面考虑确定。早期手术仍为可望治愈的首选方案。

（2）根治性切除主要适用于0～Ⅱ期和部分Ⅲ期（$T_3N_1M_0$）患者，虽局部外侵明显（T_3），只要癌变尚局限，患者条件允许，应力争彻底切除肿瘤及其相应淋巴结。

（3）减状手术一般用于癌周器官已有严重受侵未能切除的病例，可按术中具体情况，采用食管胃转流术、胃或空肠造瘘或腔内置管等手术，术后辅以放射治疗或化疗等综合治疗。

（4）姑息性切除是指癌已侵及毗邻组织（T_4）并有区域淋巴结明显转移（N_1），或伴有主要脏器的功能障碍，难以施行根治性切除，亦应争取原发灶的姑息切除，以利术后应用综合治疗，延长生存时间。

19.什么是食管癌癌前病变

食管疾病的病理变化，有一部分与食管癌的形成有一定关系，称为癌前病变。

食管癌癌前病变的发生可能与遗传、饮食中硝酸盐和亚硝酸盐含量较高、喜欢热饮、霉变的、粮食烟酒刺激等因素有关。

食管癌癌前病变有：食管炎症、食管鳞状细胞乳头状瘤、食管溃疡、食管黏膜白斑、食管瘢痕狭窄、贲门失迟症、Barrett食管。食管炎症、食管溃疡、Barrett食管可有反酸、胃烧灼感、咽下疼痛等症状。食管瘢痕狭窄、贲门失迟症可有咽下不畅、咽下梗阻感和食物反流症状。食管鳞状细胞乳头状瘤和食管黏膜

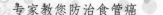

白斑可无症状。

首选胃镜检查，有检查禁忌者，食管溃疡、食管瘢痕狭窄、贲门失迟症、食管鳞状细胞乳头状瘤可行钡剂造影检查。

食管炎症、食管溃疡可用药物治疗。Barrett食管、食管鳞状细胞乳头状瘤、食管黏膜白斑和贲门失弛症需内镜下治疗。非手术治疗无效的Barrett食管、贲门失弛症需外科手术治疗。

改善用水条件，减少饮用水的硝酸盐和亚硝酸盐的含量。不吃发霉变质的食物。少吃咸菜、酸菜，多吃鲜菜水果。戒烟或不饮烈性酒。酌情使用维生素 A、维生素 C、维生素 E、维生素 B_2、增生平、维胺酯、冬虫夏草、六味地黄丸、茶叶、硒元素、维胺酸等，可以减少或预防食管癌癌前病变的发生。

❋20.食管癌癌前病变如何监测随访

不伴有异型增生的食管疾病患者，每2年接受1次内镜复查，如果2次复查后都未检出异型增生，可酌情将随访时间放宽。

对伴有轻度异型增生者，第1年应每6个月接受1次内镜复查，如果异型增生没有进展，可以每年进行1次内镜复查。

对重度异型增生的食管疾病患者应：①建议内镜下黏膜切除或手术治疗；②密切监测随访，直到检出黏膜内癌。

❋21.食管癌治疗后会复发、转移吗

食管癌的根治方法首选为手术治疗，其次为放射治疗。食管癌根治性治疗后均有一定的复发率。局部复发是指发生于残食管、食管床、吻合口和食管淋巴结引流区的复发。常见部位包括食管床、吻合口、锁骨上-颈部、纵隔，以及腹腔动脉旁淋巴结。全身复发是指肿瘤经过血行播散出现在全身其他脏器的复发。常见部位为肝、肺、骨等。其他较少见的复发包括胸膜腔播散，以及手术切口或胸

腔镜操作孔种植复发等。局部与全身复发兼有者占12%。

由于食管癌存在一定的复发率，食管癌患者术后应终生复查。90%的复发出现在术后3年内，因此，对于无症状者建议术后2年内每3~4个月复查1次，第3~5年每6个月复查1次，5年以后每年复查1次。对有症状者应及时予以相应的检查。常规复查项目包括详细的询问病史、体格检查、胸部X线片、血常规、肝、肾功能全项、胸部+腹部增强CT、上消化道造影、食管癌相关血肿瘤标志物等。若患者有吞咽困难症状则应行胃镜检查以评估吻合口是否复发或狭窄。另外，还需评估营养状况，包括体重、蛋白状况、血红蛋白等。

目前食管癌的治疗以手术切除、放射治疗及化疗为主要手段，手术切除仍为首选。近年来，大家对食管癌的综合治疗逐渐重视，如手术前的计划性放射治疗、新辅助化疗和术后放、化疗等，对提高和巩固手术疗效有一定积极作用。由于目前就诊患者大多数为中、晚期，治疗效果尚不理想，术后5年生存率多年来仍徘徊在30%~35%，术后复发和转移仍是引起死亡的主要原因。对局部复发和转移给予积极治疗，部分患者尚能得以长期生存。

✳ 22.什么是食管癌的最佳支持治疗

无论疾病的分期如何，也无论采取什么治疗，对食管癌患者最佳支持治疗的目的均在于减轻患者痛苦、改善患者及其家庭的生活质量，并提高患者对各种根治或姑息治疗的耐受程度。最佳支持治疗需要多学科协作支持。

（1）吞咽困难：吞咽困难是食管癌最常见的症状，也是影响患者生活质量的最直接的症状。放置"鼻-空肠/胃"饲养管或空肠造瘘可提供足够的水分和营养，是最常用和实用有效的方法。其他有效方法包括：内镜下治疗（内镜疏通，放置长期或临时的固定人工支架，SEMS）、氩气刀治疗、内镜下注射乙醇、放射治疗、腔内近距离放射治疗、激光治疗、光动力疗、单独放射治疗或联合放射增敏剂等。尽管有多种方法可以选用治疗吞咽困难，但最佳治疗仍然存在争议。对于吞咽困难，单剂量的近距离放射治疗相对于放置固定人工支架有更低的并发症和更好的长期缓解率。光疗联合自展式（金属）支架对食管腺癌患者的吞咽困难也有较好的缓解。放置临时的SEMS联合放射治疗，相对于长期支架置入，可以提高生存率。尽管SEMS是气管、食管瘘患者的推荐治疗方法，但它不是一个有效的内镜入路。总之，治疗吞咽困难的方法选择必须个体化。

（2）疼痛：患者经受肿瘤相关的疼痛应该给予评估和治疗，参见NCCN成人肿瘤疼痛治疗指南。其中，放置支架后有严重的不可控制的疼痛时，支架必须取出。

（3）出血：食管癌患者的出血可继发于肿瘤相关的主动脉食管瘘。手术和（或）内镜治疗是肿瘤出血危险的患者的治疗方法。发生于肿瘤表面的出血可以用内镜电凝技术（如双极电凝）或氩气刀处理。

二、食管癌的临床表现

✳ 23.食管癌早期症状有哪些

早期食管癌的症状往往不明显，易被患者忽略，这也是早期食管癌较难发现的主要原因。早期症状主要有：胸骨后不适、吞咽时轻度哽噎感、异物感、闷胀感、烧灼感、食管腔内轻度疼痛或进食后食物停滞感等。上述症状可间断或反复出现，也可持续长达数年。

（1）胸骨后胀闷或轻微疼痛：这种症状并非持续发生，而是间歇性或在劳累后及快速进食时加重。这是因为食管本身随时都在蠕动，只有当蠕动到病变部位时才会出现症状。

（2）吞咽食物时的异物感：咽食过程中食物（特别是干硬食物）经过病变区（病变很小）可能产生一种异物感，而且常固定在一个部位，有的患者描述像有永远咽不完的东西的感觉。因症状轻微并呈间歇性发生，也易被患者所疏忽。

（3）吞食停滞或顿挫感：即患者吞咽食物时似有在某个部位一时停滞顿挫的感觉，这种情况也非持续性，只有在病变发展后才逐渐明显起来。

（4）胸部胀闷或紧缩感：且常伴有咽喉部干燥感。患者主诉胸前部始终有一种闷气现象，似有一物体堵塞，使胸内呈紧缩的感觉，在吞咽食物时尤为明

23

显，但不影响正常生活和工作。

（5）心窝部、剑突下或上腹部饱胀和轻痛：以进干食时较为明显，但也并非每次都会发生而呈间歇性。这种情况往往是贲门癌的早期症状。以上的早期症状一般都要持续3个月以上，到了经常、持续性发生并加重时则已不是早期了。

✱ 24.食管癌进展期症状有哪些

食管癌进展期因肿瘤生长浸润造成管腔狭窄而出现食管癌的典型症状。

（1）进行性咽下困难：进行性咽下困难是绝大多数患者就诊时的主要症状，但却是本病的较晚期表现。因为食管壁富有弹性和扩张能力，只有在约2/3的食管周径被癌侵及时，才出现咽下困难。随着癌块破坏肌壁、侵犯食管周径堵塞管腔，病变段食管失去弹性且形成不规则狭窄通道，咽下困难日趋严重，由不能咽下固体食物发展至液体食物亦不能咽下。若癌伴有食管壁炎症、水肿、痉挛等，可加重咽下困难。有阻塞感的部位符合癌梗阻的部位。

（2）食管反流：因食管梗阻的近段有扩张与滞留,故可发生食管反流，反流物含黏液，混杂宿食，可呈血性或可见脱落组织块。

（3）胸骨后和剑突下疼痛：胸骨后和剑突下疼痛较多见。咽下食物时有胸骨后或剑突下痛，其性质可呈烧灼样、针刺样或牵拉样，以咽下粗糙、灼热或有刺激性食物时较为明显。起初呈间歇性，当肿瘤侵及附近组织或有穿透时，就可有剧烈而持续的疼痛。疼痛部位常不完全与食管内病变部位一致。疼痛多可被解痉药暂时缓解。

（4）贫血、体重下降。

✱ 25.食管癌晚期症状有哪些

晚期食管癌的症状与肿瘤压迫、浸润周围组织器官或远处转移有关。

（1）压迫气管可引起刺激性咳嗽和呼吸困难，发生食管气管瘘时可出现进食呛咳、发热、脓臭痰等，产生肺炎或肺脓肿。

（2）侵犯喉返神经可引起声音嘶哑。

（3）侵犯膈神经可致膈神经麻痹，产生呼吸困难和膈肌反常运动。

（4）肿瘤溃破或侵犯大血管可引起纵隔感染和致命性的大呕血。

（5）肿瘤远处转移可引起肝大、黄疸、腹块、腹腔积液、骨骼疼痛、皮下结节等表现。

（6）恶病质，表现为极度消瘦和衰竭。

✱26.食管癌发生部位不同临床表现会有什么不同

食管癌患者在发病前，多数人并没有症状，只是有的突然感觉进食困难、哽噎，觉得食管阻挡，就好像有一口气压在食管上，而等闷噎一段时间，不经治疗症状便自行消除。像这样的症状，有时几天发作1次，有时则几个月发作1次。在发病前，多数人都有生气或忧愁史，病症一天比一天加重，一吃东西就觉得食管部位不舒服。病症开始时，吃馒头、肉块很严重，以后病情逐渐加重，这时噎食就更加严重，一般只能吃细汤面条、鸡蛋羹等一些带水食物。咽这样的食物时，才感觉顺利和舒服。患者慢慢消瘦下去。病情发展到最严重程度时，连水也不能咽下，膈塞至关格不通以致有肿块，这时有的患者感觉咽食时带有慢性疼痛（多数患者不觉疼痛），有咽喉干燥发紧的感觉，也有的人背重、嗳气，以及眼、喉、胸部闷胀。

食管癌发生的部位有上、中、下三种（段）不同的部位，各处的表现也不相同。有的患者早期吃东西时就感到慢疼，下食哽噎不顺利，并且多数患者表现得很明显。有些患者到了晚期，能吃能喝，噎的感觉不严重，咽东西时胸部骨后无疼痛之感。有些患者吃粗糙食物及有刺激性的食物时有痛感；而吃流食及软稀食物时，痛感较轻，食后痛感也便随之消失。有一部分患者开始感觉胸部疼痛、嗳气呃逆、食欲减少等，多数食管癌患者体重慢慢减轻、消瘦。有的患者大便秘结；还有的患者大便稀少，只是这样的患者并不多。有的患者觉得吃东西时像是擦伤了食管，且有什么东西留于食管之感。还有一部分患者感觉食管口变小，下食甚慢，就很像食物停留在食管，而当单喝清水时，下行也很慢。有的患者在癌瘤破溃时，口吐鲜血、血块，还有的带有黏液清水。有一部分患者大便似黑油泥，癌瘤后期，饮水不下，食管阻塞，患者口渴而流涎。还有一部分患者，癌瘤穿破气管侵入神经，说话声音改变，有的发生咳嗽等症状。还有一部分患者，颈部淋巴被转移的癌瘤压迫二臂部神经，也能引起上肢不能动弹、抬胳膊时有疼痛之感。

✱ 27.食管癌和并发症有哪些

（1）恶病质：在晚期病例，由于咽下困难与日俱增，造成长期饥饿，导致负氮平衡和体重减轻，对食管癌切除术后的并发症的发生率和手术死亡率有直接影响。实际上每1例有梗阻症状的晚期食管癌患者因其经口进食发生困难，都有不同程度的脱水和体液总量减少。患者出现恶病质和明显失水，表现为高度消瘦、无力、皮肤松弛而干燥，呈衰竭状态。

（2）出血或呕血：一部分食管癌患者有呕吐，个别食管癌患者因肿瘤侵袭大血管有呕血，偶有大出血。血液来自食管癌的癌性溃疡、肿瘤侵蚀肺或胸内的大血管。呕血一般为晚期食管癌患者的临床症状。

（3）器官转移：若有肺、肝、脑等重要脏器转移，可能出现呼吸困难、黄疸、腹水、昏迷等相应脏器的特有症状。食管癌患者若发生食管-气管瘘、锁骨上淋巴结转移及其他脏器的转移、喉返神经麻痹，以及恶病质者，都属于晚期食管癌。

（4）交感神经节受压：癌肿压迫交感神经节，则产生交感神经麻痹症（Homer综合征）。

（5）水、电解质紊乱：因下咽困难，这类患者有发生严重的低钾血症与肌无力的倾向。正常人每天分泌唾液1~2升，其中的无机物包括钠、钾、钙及氯等。唾液中钾的浓度高于任何其他胃肠道分泌物中的钾浓度，一般为20毫摩/毫升。因此，食管癌患者因下咽困难而不能吞咽唾液时，可出现显著的低钾血症。有些鳞状细胞癌可产生甲状旁腺激素而引起高钙血症，即使患者在无骨转移的情况下同样可以有高钙血症。术前无骨转移的食管癌患者有高血钙症，往往是指示预后不良的一种征象。

（6）吸入性肺炎：由于食管梗阻引起的误吸与吸入性肺炎，患者可有发热与全身性中毒症状。

（7）因癌转移引起的并发症：如癌细胞侵犯喉返神经造成声带麻痹和声音嘶哑；肿瘤压迫和侵犯气管、支气管引起的气急和刺激性干咳；侵犯膈神经，引起膈肌麻痹；侵犯迷走神经，使心率加速；侵犯臂丛神经，引起臂酸、疼痛、感觉异常；压迫上腔静脉，引起上腔静脉压迫综合征；肝、肺、脑等重要脏器癌转移，可引起黄疸、腹水、肝功能衰竭、呼吸困难、昏迷等并发症。

（8）食管穿孔：晚期食管癌，尤其是溃疡型食管癌，因肿瘤局部侵蚀和严重溃烂而引起穿孔。因穿孔部位和邻近器官不同而出现不同的症状。穿通气管引起气管-食管瘘，出现进食时呛咳，尤其在进流质饮食时症状明显；穿入纵隔可引起纵隔炎，发生胸闷、胸痛、咳嗽、发热、心率加快和白细胞升高等；穿入肺引起肺脓疡，出现高热、咳嗽、咳脓痰等；穿通主动脉，引起食管主动脉瘘，可引起大出血而导致死亡。

（9）其他：据文献报道，有的食管鳞状细胞癌有肥大性骨关节病，有的隐性食管癌患者合并有皮肌炎，还有个别食管腔有梗阻的患者发生"吞咽晕厥"，可能是一种迷走神经-递质反应。

✻ 28.食管癌术后合并吻合口瘘如何处理

食管与胃、空肠或结肠吻合术后，从吻合口、胸腔或颈部切口发现消化道内容物外溢称为吻合口瘘。吻合口瘘分为颈部吻合口瘘与胸腔内吻合口瘘。颈部吻合口瘘较胸腔内吻合口瘘更为安全，因为如果发生颈部吻合口瘘常可通过颈部伤口排出，而胸腔内吻合口瘘常产生致命的纵隔炎。吻合口瘘的发生原因与出现时间有一定关系。早期瘘（术后3天内）多与吻合技术、吻合部位与吻合方式有关。中期瘘多与患者年龄、全身因素、胃过分上提牵拉造成血供不良、术后围手术期处理、术后颈部切口及胸腔内局部感染有关。晚期瘘多与患者年龄、全身因素有关。一般在术后3～14天出现发热、全身中毒症状、胸闷、胸痛、呼吸困难及心悸、血压下降等，可有明显的切口感染症状，如颈部切口红肿、渗液、脓性分泌物渗出，随吞咽及进食动作可能渗出增多。胸部X线片可见胸腔内有气液平面或纵隔阴影明显增宽，胸部叩诊呈实音或鼓音，呼吸音明显减弱或消失，胸腔穿刺抽到恶臭脓液、气体、食物残渣或坏死组织，口服美蓝后可从胸腔闭式引流管内流出，食管吞钡或碘油造影可明确瘘口的大小及部位。

吻合口瘘的治疗原则为早期诊断、早期治疗。①一般非手术治疗。禁食、胸腔闭式引流、充分引流（局部换药治疗），静脉应用广谱抗生素控制感染，有效的营养支持（静脉高营养或空肠造瘘）及纠正水电解质紊乱。②针对吻合口瘘的非手术治疗。a.胸腔内灌洗，大量生理盐水内加入氯霉素或庆大霉素直接口服或经脓腔最高点肋间置管反复冲洗脓腔。b.三管法治疗，置胸腔引流管、空肠造瘘管及空肠逆向胃肠减压管。待胃肠减压液颜色正常及胸腔引流液为口服液体时将三根管连接起来，利用肠蠕动的负压和呼吸运动引流并回收消化液，以维持电解质平衡及营养支持。③手术治疗。吻合口瘘修补术和吻合口切除术。手术适应证为：a.一般状况尚好，可以耐受二次手术。b.症状出现时间短，胸腔内感染轻。c.胸胃长度足够长，切出原吻合口后可再行高位吻合。d.经非手术治疗无效或症状突然加重。

❋ 29.食管癌术后合并乳糜胸如何处理

（1）乳糜胸的原因有：①术中剥离食管时伤及胸导管。②胸导管的变异导致其分支或迷走胸导管损伤。

（2）诊断：①早期大量的乳糜液漏入胸腔产生胸内压迫导致心肺功能紊乱的临床症状。一般于术后7天内出现胸闷、气促、气喘、心悸、胸前区不适、患侧胸腔压迫感，如已进食乳糜液大量并迅速渗漏时，则可有呼吸困难、心动过速、休克、低血压及体温不升的临床表现。②晚期由大量的乳糜液丢失所致的营养不良症状。连续大量丢失富含营养的乳糜液数天后，就可出现表情淡漠、虚弱、乏力、饥饿感、口渴、体重下降、少尿等营养不良症状。③胸穿或胸腔引流，每天可从胸腔引出大量淡红或橙红或中黄略浑浊的乳糜液。④胸部X线检查示胸腔内有中等量以上积液，乳糜试验阳性，但禁食、未输注脂肪乳时为阴性。

（3）治疗：①非手术治疗。禁食或停用脂肪乳，进高蛋白、高糖、低脂或无脂流食。及时补充液体、电解质，防止水电解质及酸碱失衡。补充全血、血浆、氨基酸、白蛋白等。安置胸腔闭式引流管，促使肺复张。胸腔注入无菌四环素、红霉素、滑石粉或高渗糖，促使胸膜粘连，消灭胸膜腔。②手术治疗。每24小时引流量多于1000毫升时需要手术治疗。手术方式包括：a.直接封闭胸导管瘘口，缝合有胸导管的胸膜。b.膈上低位结扎胸导管。c.胸腹膜腔分流术。d.胸腔镜治疗。

❋ 30.食管癌术后合并胸胃排空障碍如何处理

（1）胸胃排空障碍（胸胃梗阻）的原因：①术中切除迷走神经主干及分支。②胃解剖位置变异。③胃泌素分泌减少。④术后胃肠减压不够充分。⑤食管裂孔回缩与周围组织粘连引起胃出口狭窄。

（2）诊断：拔除胃管后出现胸闷、气短、心慌、呼吸不畅、呼吸困难、呕吐，呕吐物多为棕绿色或咖啡色胃液，再次置入胃管后症状明显缓解，而再次拔除胃管后又出现上述症状；胸片可见胸胃明显扩张，并可见液平面。术侧呼吸运动减弱，呼吸音明显减弱或消失，可有振水音。胃肠造影或胃镜检查示胃扩张、蠕动减弱，但幽门部基本通畅。

（3）治疗：①非手术治疗。禁食，胃肠减压，口服胃动力药，纠正电解质紊乱，保持酸碱平衡，补充微量元素及维生素，保持内环境稳定。加强营养，提供足够热量，可适量输注白蛋白、全血或血浆。一般经非手术治疗后胸胃排空障碍即可好转。②手术治疗。如果梗阻系机械因素引起，经非手术治疗，症状未见好转同时梗阻严重不能维持营养，可剖胸或剖腹后根据梗阻原因进行手术处理。

✱ 31.食管癌术后肺部合并症如何处理

（1）肺部合并症的原因：多数患者年龄较大，常合并有肺气肿、慢性支气管炎、慢性阻塞性肺气肿、有长期吸烟史，麻醉、手术时间较长、手术创伤较大、术中术侧肺容易受到挤压与挫伤，因此，术后易出现肺部并发症。常见的并发症有肺部感染、肺不张、肺水肿、肺扭转及急性呼吸窘迫综合征（ARDS）。

（2）诊断：一般于术后1～7天出现发热、咳嗽、咳痰、胸闷、气短、呼吸困难、呼吸频率快，严重者出现发绀、多汗、血压下降、烦躁不安、甚至昏迷；双肺或一侧肺可闻及湿罗音；术后胸部X线检查发现肺部有片状致密阴影。

（3）治疗：①有效的抗生素，加强抗炎。②化痰药。③鼓励咳嗽、咳痰或吸痰，必要时可支气管镜下吸痰。④必要时行气管切开。

（4）急性呼吸窘迫综合征的治疗：给氧或辅助呼吸，常行正压机械通气加呼气末正压通气（PEEP）；支气管镜吸痰，支气管、肺泡灌洗；限制输液；强心药；利尿药；有效的抗生素；纠正低白蛋白血症；大剂量激素的应用。

（5）预防肺部并发症：鼓励和协助患者进行深呼吸运动，使肺泡充分扩张；改善手术方式及围手术期的管理；缩短手术时间，如胸腹组同时进行，以及消化道吻合器的使用，缩短手术时间；减少失血及输血；手术后切口疼痛使患者不敢咳嗽，应协助患者做咳嗽动作，以利排痰；避免喉返神经麻痹，可以减少肺部并发症的发生；术后有效的镇痛有利于提高患者的活动能力，降低肺部并发症的发生率；营养支持如肠造瘘管饲，纠正营养失调的状况，将减少术后呼吸系统并发症的发生。术后鼓励患者坐起、多咳嗽、咳痰；给予雾化吸入，稀释呼吸道痰液，使之易于排出，减少感染。对于排痰困难者，纤维支气管镜吸痰加支气管、肺泡灌洗，可以有效地排除呼吸道分泌物，对于病情短期不易好转者，应及早气管切开，能否及时行气管切开术往往是抢救成功与否的决定因素。

✱32.食管癌术后合并吻合口出血如何处理

（1）吻合口出血的原因：应激性溃疡；术中牵拉、挤压、挫伤胃黏膜；吻合口出血。

（2）诊断：贫血症状；术后经胃管可吸出咖啡色或淡红色血性液体，甚至呕血；黑粪。

（3）治疗：①非手术治疗。予抗酸药如西咪替丁或奥美拉唑；必要时补液，输血，应用止血药。②手术治疗。术后胃管吸出血性液体或胸腔引流出血性液体超过150毫升/小时且连续5小时无减少趋势或经大量输血而休克症状无明显改善或估计胸腔内有大量积血者，均应立即剖胸止血。

✱33.食管癌术后合并吻合口狭窄如何处理

（1）吻合口狭窄的原因：①手术因素。吻合口过小，食管与胃黏膜对合不整齐，缝线过密，打结过紧等。②术后吻合口感染，吻合口瘘。③术后进食较晚或进流质或半流质饮食时间过长。④吻合口恶性病变复发。

（2）诊断：初期症状多为进食梗阻感并进行性加重，患者营养状况较差，食管钡剂可见吻合口狭窄，同时吻合口上方食管代偿性扩张；吻合口可呈"线"型、"S"型、"倒圆锥"型。

（3）治疗：①扩张治疗。手术1个月以后方可进行。根据食管钡剂和食管镜获得的吻合口情况，采用不同型号的沙氏软质探条扩展器，在食管镜及引导钢丝的引导下对吻合口狭窄进行扩张。术后一小时患者即可进食普食。②非手术治疗。输液，保持酸碱平衡，补充微量元素及维生素，保持内环境稳定。加强营养，提供足够热量，可适量输注白蛋白、全血或血浆。同时积极给予扩张治疗。③手术治疗。扩张失败、吻合口狭窄严重不能维持营养，同时可以耐受手术者，可进行手术治疗。经胃腔内环行切除吻合瘢痕术。贲门术后可行胃大弯顶端予食管行侧吻合术。若无法重建吻合口，则行空肠造瘘术。

❋ 34.食管癌术后合并反流性食管炎如何处理

（1）反流性食管炎的原因：①贲门切除后失去正常扩约功能。②胃正常生理功能受影响，使幽门痉挛。

（2）诊断：患者症状多为反酸，胸骨后疼痛，烧灼感。此外食管镜检查及活检，食管内滴酸试验，食管下端吸取反流液检查，消化道钡剂均是比较准确的诊断标准。

（3）治疗：①非手术治疗。根据美国胃肠病学会建议，正确的生活指导对治疗很重要。建议患者进低脂、高蛋白饮食，少食多餐；避免进食过冷、过热食物，不吸烟，不饮浓茶、咖啡、烈酒。减肥。保持大便通畅。忌用抗乙酰胆碱药、茶碱、钙通道阻滞药、地西泮、麻醉药等。进餐3小时后睡眠，睡眠时将床的头端垫高15~20厘米。经过以上生活指导，可望有25%的患者减轻或缓解临床症状。抑酸药物包括质子泵抑制剂和H_2受体拮抗剂。抑酸药可以通过抑制胃酸，减轻胃酸对食管黏膜的刺激而缓解症状。②内镜治疗。近年来临床上采用内镜下抗反流手术进行反流性食管炎的治疗。这种方法又被称为胃底折叠术。通过内镜下缝合术在远端食管内制造一个折叠，将胃底缠绕食管，从而恢复食管下括约肌的功能。这种方法可以恢复食管下括约肌的功能，减轻胃烧灼感的严重程度和频率，减少反流使反流性食管炎治愈。③手术治疗。由于反流性食管炎是由术后吻合口丧失扩约功能所致，因此各种手术方式的核心都是重建吻合口部位的瓣膜功能。近年来出现的各种手术方式主要有食管胃吻合包埋缝缩法、保留贲门附加Nissen式手术的食管切除术、食管置入术、胃壁肌瓣遮盖式胃-食管吻合术。

❋ 35.食管癌术后合并声带麻痹如何处理

声音嘶哑、咳嗽无力、进水时呛咳是由喉返神经损伤所致。大多数是暂时的，一年后将自愈，且目前无特殊有效的治疗方法。

三、食管癌的诊断与检查

❋ 36.食管癌患者应做哪些实验室检查

（1）血液生化检查：对于食管癌，目前无特异性血液生化检查。食管癌患者血液碱性磷酸酶或血钙升高考虑骨转移的可能，血液碱性磷酸酶、谷草转氨酶、乳酸脱氢酶或胆红素升高考虑肝转移的可能。

（2）血清肿瘤标志物检查：血清癌胚抗原（CEA）、鳞癌相关抗原（SCC）、组织多肽抗原（TPA）、细胞角质素片段19等，可用于食管癌的辅助诊断、疗效检测，但尚不能用于食管癌的早期诊断。

❋ 37.食管癌患者应做哪些影像学检查

（1）食管造影检查：食管、胃钡剂造影X线透视或摄片检查是诊断食管癌和胃食管交界部肿瘤最常用的方法，病变部位的黏膜改变是观察的重点，可以确定癌灶的部位和长度。早期食管癌常见的X线征象：①黏膜皱褶虚线状中断、迂曲、增粗或排列紊乱。②小溃疡龛影。③小充盈缺损。④局限性管壁僵硬或钡剂滞留。中晚期食管癌的X线表现较为典型：①管腔不规则改变或充盈缺损，黏膜皱襞消失、中断、排列紊乱与破坏。②食管壁僵硬、管腔狭窄。③溃疡龛影。④病变段食管周围软组织块影。⑤巨大充盈缺损和管腔增宽。⑥病变段以上食管扩张。气钡双重造影对比检查对发现早期细小病变较为敏感，并有助于提高食管胃连接部腺癌的诊断准确率。当肿瘤浸润至食管外组织时，X线钡剂造影可见食管纵轴的改变。正常情况下食管仅在主动脉弓水平和左主支气管水平有2个主要的压迹，其他食管呈光滑的直线。如果肿瘤侵犯食管外膜，74%可表现为食管扭曲、成角或其他异常，这一征象较以往单凭肿瘤长度判断能否切除更具临床价值。

（2）CT检查：颈、胸、腹部增强CT应作为食管癌术前的常规检查，主要用于食管癌临床分期、可切除性评价、手术径路的选择和术后随访。在评价肿瘤局部生长情况、显示肿瘤外侵范围及其与邻近结构的关系和纵隔或腹腔淋巴结转移上具有优越性，但对于病变局限于黏膜的早期食管癌诊断价值不高。CT能提供的有意义的影像包括：①气管、支气管受侵。表现为气管或左主支气管与食管之间的脂肪层消失，支气管受挤移位，其后壁受压凸向管腔呈不规则状。②食管旁、贲门旁或胃左动脉旁、腹腔动脉旁淋巴结转移。肿大淋巴结直径≥1厘米或短径/长径≥0.5厘米。③心包或主动脉可疑受侵。食管病变与心包及主动脉间脂肪间隙消失，食管病变包绕主动脉圆周角度＞90°。④肺内或肝转移。肺内出现结节影或肝内出现边缘强化的低密度区。CT在判断肝、肺等远处转移方面较B型超声、胸部X线片更为准确，准确率约为63%。其判断食管癌T分期的准确率较低，将近40%的患者术前T分期被低估，俯卧位行CT检查可相对提高准确率。CT判断N分期的准确率低于内镜超声。仅当管腔狭窄明显以致内镜无法通过时，CT才能显示一定的优越性。

（3）超声检查：可用于发现腹部重要器官及腹腔淋巴结有无转移，也用于颈深部淋巴结的检查。必要时可结合超声定位下淋巴结穿刺获取细胞学或组织学诊断。

（4）MRI：可在冠状面和矢状面成像，因此在判断肿瘤长度方面有一定价值，可为放射治疗定位提供信息，还可用于明确肿瘤与气管隆突、左肺动脉及降主动脉的关系。由于心脏大血管搏动和呼吸运动容易产生伪影而影响对食管的观察，MRI一般不作为食管病变或常规检查的首选。

（5）正电子发射计算机断层显像（PET-CT）：PET-CT是最高档PET扫描仪和先进螺旋CT设备功能的一体化完美融合，由PET提供病灶详尽的功能与代谢等分子信息，而CT提供病灶的精确解剖定位，一次显像可获得全身各方位的断层图像，具有灵敏、准确、特异及定位精确等特点，可一目了然地了解全身整体状况，达到早期发现病灶和诊断疾病的目的。在评价食管癌远处转移、发现早期食管癌和评估放化、疗的效果方面优于普通CT。PET-CT对于N分期的准确率可达90%。在评价肿瘤可切除性方面，CT的准确率为65%，PET的准确率为88%，两者联合应用的准确率可达92%。与超声内镜下的细针穿刺相比，PET-CT对于新辅助治疗后的淋巴结的再次评估更为准确。

✳ 38.食管癌患者应做哪些细胞、组织病理学检查

（1）食管拉网细胞学检查：可作为高发区大面积普查监测的首选方法，阳性病例仍需接受纤维食管镜检查进一步定性和定位。对食管癌出血或有出血倾向者，或伴有食管静脉曲张者应禁止此项检查；对食管癌有深溃疡、放射治疗后、全身状况衰弱、严重高血压或心脏病，以及晚期妊娠者则应慎行。狭窄梗阻严重，不能通过脱落细胞采集器的患者不宜进行此项检查。该方法在我国应用已有40余年，但其敏感性较内镜筛查低50%，且患者的依从性较差，故近年来已逐渐弃用，改用内镜筛查高危人群。

（2）纤维胃（食管）镜检查：是食管癌诊断中常规且必不可少的，现已逐渐成为具有吞咽困难症状患者的首选检查手段，其与CT检查相结合是诊断食管癌较为理想的方法，对于食管癌的定性定位诊断和手术方案的选择有重要作用。纤维胃镜可在直视下观察腔内肿瘤大小、解剖定位并获取必要的病理诊断，而且，术中需要代替食管的重要脏器——胃的可用性也需要内镜评估。早期食管癌

镜下所见包括：①局限性黏膜糜烂；②黏膜粗糙呈小颗粒感；③边界不清的局部黏膜充血；④小结节；⑤小溃疡；⑥小斑块。90%的肿瘤可被胃镜发现，一些上消化道钡剂检查漏诊的微小病变也可被胃镜检出。通过胃镜下行局部Lugol's碘化液染色可进一步提高胃镜的阳性检出率。中晚期食管癌的内镜下所见比较明确且容易辨认，主要表现为结节状或菜花样肿物，黏膜充血水肿、糜烂或苍白僵硬，触之易出血，可见溃疡，部分有不同程度的管腔狭窄。活检时应该避开坏死组织，从肿瘤边缘提取活检组织，从而提高诊断率。目前建议通过内镜来早期诊断、治疗和随访食管癌，而不再只是建议对食管脱落细胞学检查阳性、X线检查阴性或难于肯定诊断的早期食管癌病例做食管镜检查。

（3）食管内镜超声（EUS）：是评价食管癌临床分期最重要的检查手段，对T和N分期的准确性优于CT检查，有条件的医院应积极开展。EUS将食管壁分为黏膜层、黏膜肌层、黏膜下层、肌层和外膜，在准确判断食管癌外侵程度方面有其优势。EUS引导下细针穿刺（FNA）淋巴结活检可进一步提高N分期的准确率。内镜超声在评估腹腔淋巴结是否转移方面也具有优势，准确率达95%。此外，内镜超声在判断食管癌的化疗效果及吻合口或食管床复发方面亦有价值。

（4）色素内镜：主要用于高发区高危人群食管癌的筛查，可进一步提高食管镜的阳性检出率，有碘染色法、亚甲蓝染色法。碘染色内镜诊断早期食管癌和（或）食管不典型增生的敏感性为89.8%~100%。有条件的单位在常规食管镜检查时可以试行食管黏膜碘染色+内镜活检以发现除明显中晚期病变之外的早期食管黏膜癌变灶，以减少术后复发概率。

（5）支气管镜检查：对于癌变位于隆突以上的食管癌拟手术病例，应行支气管镜检查以明确气管、支气管有无受侵。如未侵透膜部支气管镜检查可表现为假阴性，食管超声内镜判断膜部是否受侵可能更准确。

（6）锁骨上淋巴结活检：如锁骨上或颈部淋巴结肿大，可行穿刺或切取活检，以确定有无转移。

（7）胸腔镜、腹腔镜和纵隔镜检查：目前许多学者认为胸腔镜、腹腔镜和纵隔镜是评估食管癌分期的有效方法，与无创伤性检查比较，可以更加准确地判断食管癌局部侵犯淋巴结，以及远处转移情况。腹腔镜检查是判断食管癌腹腔转移的有效方法，其敏感性可达96%。除此之外，胸腔镜和腹腔镜还可以用来判断进展期食管癌患者新辅助治疗的效果。

❋ 39.早期食管癌的镜下表现是什么样的

凡局限于食管黏膜内及黏膜下层的食管癌，称为早期食管癌。虽然早期癌灶比较小，但如果仔细观察是不会遗漏的，对于这些小的、特别是表面光滑、颜色基本正常、类似于良性的病变，活检就非常重要。其主要特征为局限性充血、浅表糜烂、粗糙不平等黏膜浅表病变，可分为以下4型。

（1）充血型：病变黏膜平坦，小片状不规则充血，与正常黏膜界线不清，质脆，触之易出血，管腔壁蠕动正常。

（2）糜烂型：病变黏膜在充血的基础上出现中央轻度凹陷，边界不规则的点、片状糜烂或浅溃疡。表面附白色或灰白色苔，质脆，触之易出血，管腔尚柔软。该型在食管癌中最常见，约占45%。

（3）斑块型：病变黏膜变白，表面轻度隆起，粗糙不平，呈橘皮样、颗粒样改变，质脆，触之易出血，较大病灶可伴有浅表糜烂。浸润深度较前两型深，但管壁扩张度正常。

（4）乳头型：病变黏膜不规则增厚，呈乳头样，小结节息肉样隆起，直径<1厘米，基底宽，表面充血糜烂，偶有出血。该型少见，占早期食管癌3%左右。

❋ 40.中、晚期食管癌的X线检查有什么特征

中、晚期食管癌的病理形态可分为髓质型、蕈伞型、溃疡型、缩窄型、腔内型5种，各型食管癌X线下表现各异。

（1）髓质型：髓质型食管癌恶性程度最高，并占中、晚期食管癌的1/2以

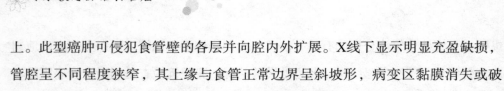

上。此型癌肿可侵犯食管壁的各层并向腔内外扩展。X线下显示明显充盈缺损，管腔呈不同程度狭窄，其上缘与食管正常边界呈斜坡形，病变区黏膜消失或破坏，常伴大小不等的龛影，且有较明显的钡剂通过受阻，偶尔可见软组织、上部食管有明显扩张。

（2）蕈伞型：蕈伞型占中晚期食管癌的1/6～1/5，X线下多呈不规则且较长的充盈缺损，癌瘤多呈圆形或卵圆形隆起，界线清楚，经常在充盈缺损区有溃疡龛影和黏膜溃疡紊乱，钡剂通过轻度受阻，上部食管轻度或中度扩张。

（3）溃疡型：溃疡型表面多有较深的溃疡，出血及转移较早而发生梗阻较晚。X线下为大小、形状不同的龛影，在切线位可见龛影深入食管壁内，甚至可侵袭到正常食管轮廓外；正面龛影则表现为圆形或形状不整的局限性龛影残留。溃疡边缘隆起者X线检查可见"半月征"。钡剂通过无明显受阻，管腔可轻度狭窄，上部食管多无扩张。

（4）缩窄型：可见典型环形狭窄或漏斗状梗阻，病变局限，多为2～3厘米，边缘整齐，局部黏膜消失，钡剂通过高度受阻，上部食管显著扩张。

（5）腔内型：肿瘤呈息肉状向腔内生长，带短蒂。病变上下缘成锐角，可见清晰弧形边缘，如倒杯状，癌肿部位的管腔呈梭形扩张，黏膜皱襞增厚，钡剂通过顺利，可见不规则充盈缺损。

✳ 41.食管癌如何分型、分类

食管癌的发展过程中，形态学有明显的改变，根据原发肿瘤标本的大体外观形态，可将食管癌分为早期和中、晚期两大类。早期食管癌包括充血型、糜烂型、斑块型和乳头型。中、晚期食管癌包括髓质型、蕈伞型、溃疡型、缩窄型和腔内型。

根据2000年WHO的组织学分类，食管恶性肿瘤包括食管上皮来源的癌与非上皮组织来源的肉瘤两大类。食管上皮来源的癌包括鳞状细胞癌、疣状（鳞状细胞）癌、基底鳞状细胞癌、梭状细胞（鳞状细胞）癌、腺癌、腺鳞癌、黏液表皮样癌、腺样囊性癌、小细胞癌、未分化癌和类癌；非上皮性恶性肿瘤包括平滑肌

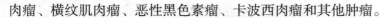

肉瘤、横纹肌肉瘤、恶性黑色素瘤、卡波西肉瘤和其他肿瘤。

食管癌高发区鳞癌最常见，我国和日本高达95%；食管癌非高发区腺癌最常见，如北美洲和许多西欧国家，20世纪70年代鳞癌占70%左右，目前腺癌占50%以上。

❋ 42.食管癌如何诊断

低级别诊断根据患者的临床症状和体征，影像学检查符合下列之一即可作为临床诊断：①食管造影发现食管黏膜局限性增粗、局部管壁僵硬、充盈缺损或龛影等表现。②胸部CT检查发现食管管壁的环形增厚或不规则增厚。临床诊断食管癌病例必须经组织病理学检查确诊。仅有临床诊断而未经病理学检查确诊者不宜做放、化疗，也不提倡进行试验性放、化疗。

高级别诊断根据临床症状、体征及影像学检查，细胞学或组织病理学检查符合下列之一者可诊断为食管癌：①纤维食管镜检查刷片细胞学或活检阳性。②临床诊断为食管癌，食管外病变（锁骨上淋巴结、皮肤结节）经活检或细胞学检查明确诊断者。

❋ 43.食管癌如何鉴别诊断

（1）食管良性狭窄：食管化学性烧伤、反流性食管炎或其他炎性病变引起的食管瘢痕狭窄。化学性烧伤以儿童及年轻人较多，一般有误服强酸或强碱的历史。偶尔也见于自杀或精神异常患者主动口服化学性物质。反流性食管炎等原因引起的食管狭窄一般位于食管下段，常伴有食管裂孔疝或先天性短食管。鉴别主要靠食管镜及活检。

（2）食管功能障碍性疾病：最常见的为贲门失弛缓症。主要症状为反复、间歇发作的吞咽困难，病程长。患者平均年龄一般较小，食管造影往往有典型表现。需要注意的是该类疾病有合并食管癌的可能，胃镜（食管镜）检查有助于鉴别。

（3）食管憩室：食管中段的憩室常有吞咽障碍、胸骨后疼痛等症状，而吞咽困难较少。食管憩室有发生癌变的机会，因此在诊断食管憩室的时候应避免漏诊。

（4）食管结核：少见，可有吞咽困难，影像学表现为食管黏膜破坏，鉴别主要靠食管镜及活检。

（5）食管其他肿瘤：以平滑肌瘤常见，一般症状较轻，X线检查表现为"涂抹征"，进一步鉴别主要依靠食管镜检查和超声内镜检查（EUS），一般不取活检。食管其他恶性肿瘤如食管肉瘤、食管黑色素瘤等，临床表现不易与食管癌鉴别，鉴别诊断依靠X线检查和食管镜检查。

❋ 44.什么是食管癌的TNM分期系统

TNM分期系统是目前国际上最为通用的肿瘤分期系统。首先由法国人Pierre Denoix于1943—1952年间提出，后来美国癌症联合委员会（AJCC）和国际抗癌联盟（UICC）开始逐步建立国际性的分期标准，并于1968年正式出版了第1版《恶性肿瘤TNM分类法》手册。目前，AJCC与UICC共同制定的恶性肿瘤TNM分期系统是目前世界上最广泛运用的肿瘤分期标准，其目的在于了解疾病所处的病程、根据病程制定治疗计划、判断患者的预后、判断疗效，也是不同单位之间比较、交换信息的基础。其中，根据手术切除标本确定的病理分期pTNM是肿瘤分期的"金标准"。而临床分期cTNM是在治疗前通过有创或无创的方法获取的所有的临床信息进行的分期。每一种肿瘤的TNM分期系统各不相同，因此TNM分期中字母和数字的含义在不同肿瘤所代表的意思不同。TNM分期中T、N、M确定后就可以得出相应的总的分期，即Ⅰ期、Ⅱ期、Ⅲ期、Ⅳ期等。有时候也会与字母组合细分为Ⅱa或Ⅲb等。Ⅰ期的肿瘤通常是相对早期的肿瘤有着相对较好的预后。分期越高意味着肿瘤进展程度越高。

对食管癌的术前分期主要是确定病变范围、有无远处脏器转移、淋巴结受累及周围组织局部侵犯，准确的术前分期将有助于选择合理的治疗方案，早期食管癌患者可接受根治性外科手术，晚期食管癌患者可进行姑息性外科手术或单纯放、化疗，同时可对不同治疗方案的疗效进行对比观察。

食管钡剂检查及食管镜检查，能对食管癌患者做出初步的大体形态学描述及准确的病理学诊断，被认为是食管癌最基本的检查诊断方法，但仅能对食管腔内病变情况做出良好的评价，而不能对食管腔外侵犯情况做出准确的评估。而要准确了解肿瘤的浸润深度、区域淋巴结的转移情况及可能的远处转移，就必须借助于计算机断层（CT）、磁共振 （MRI）、食管内镜超声（EUS）和正电子发射断层 （PET）等非侵入性影像学手段，以及支气管镜、胸腔镜、纵隔镜和腹腔镜等微创侵入性手段进行较为准确的临床分期。

✳ 45.如何理解TNM分期标准

TNM分期标准，包含了3个关键指标：T指原发肿瘤的大小，N指区域淋巴结的受累情况，M指远处转移的情况。而新的第7版TNM分期标准又增加了癌细胞分化程度（G）和癌细胞组织类型（H）两个分期因素，现根据2009年第7版国际食管癌TNM分期标准介绍如下。

（1）原发肿瘤（T）的定义

T_x：原发肿瘤不能确定；

T_0：无原发肿瘤证据；

Tis：重度不典型增生；

T_1：肿瘤侵犯黏膜固有层、黏膜肌层，或黏膜下层；

T_{1a}：肿瘤侵犯黏膜固有层或黏膜肌层；

T_{1b}：肿瘤侵犯黏膜下层；

T_2：肿瘤侵犯食管肌层；

T_3：肿瘤侵犯食管纤维膜；

T_4：肿瘤侵犯食管周围结构；

T_{4a}：肿瘤侵犯胸膜、心包或膈肌（可手术切除）；

T_4b：肿瘤侵犯其他邻近结构如主动脉、椎体、气管等（不能手术切除）。

（2）区域淋巴结转移（N）的定义

Nx：区域淋巴结转移不能确定；

N_0：无区域淋巴结转移；

N_1：1～2枚区域淋巴结转移；

N_2：3～6枚区域淋巴结转移；

N_3：≥7枚区域淋巴结转移。

注：必须将转移淋巴结数目与清扫淋巴结总数一并记录

（3）远处转移（M）的定义

M_0：无远处转移；

M_1：有远处转移。

（4）肿瘤分化程度（G）的定义

Gx：分化程度不能确定——按G_1分期；

G_1：高分化癌；

G_2：中分化癌；

G_3：低分化癌；

G_4：未分化癌——按G_3分期。

（5）肿瘤细胞类型（H）的定义

H_1：鳞状细胞癌；

H_2：腺癌。

2009年第7版国际食管癌TNM分期根据细胞类型分为鳞癌和腺癌两个TNM系统（表1，表2）：

表1　食管鳞状细胞癌及其他非腺癌TNM分期

TNM	分期	T分期	N分期	M分期	G分期肿瘤部位
0期	Tis	N_0	M_0	G_1，X	任何部位
I$_a$期	T_1	N_0	M_0	G_1，X	任何部位
I$_b$期	T_1	N_0	M_0	$G_2 \sim G_3$	任何部位
	$T_{2 \sim 3}$	N_0	M_0	G_1，X	下段，X
II$_a$期	$T_{2 \sim 3}$	N_0	M_0	G_1，X	中、上段
	$T_{2 \sim 3}$	N_0	M_0	$G_{2 \sim 3}$	下段，X
II$_b$期	$T_{2 \sim 3}$	N_0	M_0	$G_{2 \sim 3}$	中、上段
	$T_{1 \sim 2}$	N_1	M_0	任何级别	任何部位
III$_a$期	$T_{1 \sim 2}$	N_1	M_0	任何级别	任何部位
	T_3	N_1	M_0	任何级别	任何部位
	T_4a	N_0	M_0	任何级别	任何部位
III$_b$期	T_3	N_2	M_0	任何级别	任何部位
III$_c$期	T_4a	$N_{1 \sim 2}$	M_0	任何级别	任何部位
	T_4b	任何级别	M_0	任何级别	任何部位
	任何级别	N_3	M_0	任何级别	任何部位
IV 期	任何级别	任何级别	M_1	任何级别	任何部位

表2　食管腺癌TNM分期

TNM 分期	T分期	N分期	M分期	G分期
0期	Tis	N_0	M_0	G_1，X
I$_a$期	T_1	N_0	M_0	$G_{1 \sim 2}$，X
I$_b$期	T_1	N_0	M_0	G_3
	T_2	N_0	M_0	$G_{1 \sim 2}$，X
II$_a$期	T_2	N_0	M_0	G_3
II$_b$期	T_3	N_0	M_0	任何级别
	$T_{1 \sim 2}$	N_0	M_0	任何级别
III$_a$期	$T_{1 \sim 2}$	N_0	M_0	任何级别
	T_3	N_0	M_0	任何级别
	T_4a	N_0	M_0	任何级别

（续表）

TNM 分期	T分期	N分期	M分期	G分期
Ⅲ$_b$期	T$_3$	N$_2$	M$_0$	任何级别
Ⅲ$_c$期	T$_4$a	N$_{1\sim2}$	M$_0$	任何级别
	T$_4$b	任何级别	M$_0$	任何级别
	任何级别	N$_3$	M$_0$	任何级别
Ⅳ 期	任何级别	任何级别	M$_1$	任何级别

✳ 46.什么是食管癌的区域淋巴结分组与编码

2009年第7版国际食管癌TNM分期标准对食管癌的区域淋巴结进行了定义、分组（共20组）与统一编码，以避免记载误差，有利于分析比较及规范清扫范围。食管癌的区域淋巴结包括自颈部食管周围一直到腹腔干淋巴结，并且，在食管癌进行放射治疗时，射野可以不受这个区域限制（表3）。

表3 食管癌的区域淋巴结名称与编码

编码	名称	部位描述
1	锁骨上淋巴结	位于胸骨切迹上与锁骨上
2R	右上气管旁淋巴结	位于气管与头臂干根部交角与肺尖之间
2L	左上气管旁淋巴结	位于主动脉弓顶与肺尖之间
3P	后纵隔淋巴结	位于气管分叉之上，也称上段食管旁淋巴结
4R	右下气管旁淋巴结	位于气管与头臂干根部交角与奇静脉头端之间
4L	左下气管旁淋巴结	位于主动脉弓顶与隆突之间
5	主肺动脉窗淋巴结	位于主动脉弓下、主动脉旁及动脉导管侧面
6	前纵隔淋巴结	位于升主动脉和头臂干前方
7	隆突下淋巴结	位于气管分叉的根部
8M	中段食管旁淋巴结	位于气管隆突至下肺静脉根部之间
8L	下段食管旁淋巴结	位于下肺静脉根部与食管胃交界之间
9	下肺韧带淋巴结	位于下肺韧带内
10R	右气管支气管淋巴结	位于奇静脉头端与右上叶支气管起始部之间
10L	左气管支气管淋巴结	位于隆突与左上叶支气管起始部之间

（续表）

编码	名称	部位描述
15	膈肌淋巴结	位于膈肌膨隆面与膈脚之间（膈上）
16	贲门周围淋巴结	位于胃食管交界周围的淋巴结（膈下）
17	胃左淋巴结	位于胃左动脉走行区
18	肝总淋巴结	位于肝总动脉走行区
19	脾淋巴结	位于脾动脉走行区
20	腹腔淋巴结	位于腹腔动脉周围

注：11.肺叶间淋巴结　12.肺叶淋巴结　13.肺段淋巴结　14.肺次段淋巴结不属于食管癌引流淋巴结，本表未列出。

✱ 47.如何对食管癌患者进行术前风险评估

手术前的详细检查是术前风险评估的基础，因此，没有详尽的术前检查就不可能有适当的术前风险评估。患者的术前检查包括实验室常规检查和血液生化检查、影像学检查、内镜检查、心肺功能检查等，其主要目的是了解患者食管癌的病情和心、肺、肝、脑、肾等器官的功能状况，对患者的食管癌病变进行分期评估和手术风险评估。

没有良好的风险评估，便没有顺利的围手术期康复过程。食管癌患者在经过前述的检查与分期评估后，基本可以确定患者是否有手术适应证，但患者能否耐受手术，医师仍需要进一步全方位对患者的心、肺、肝、脑、肾等重要器官功能状况、营养状况和出、凝血功能状况进行评估。

风险评估一般从患者的既往病史开始，如患者有以下病史：慢性呼吸道疾病史（老年性慢性支气管炎、肺气肿、肺心病、哮喘等），心脏病史（3个月内心绞痛、6个月内心肌梗死、既往心力衰竭史、严重心律失常史），慢性肝炎、肝硬化史，肾炎病史，各种原因导致肾功能不全病史等；3个月内脑出血或脑梗死病史，严重高血压、糖尿病病史，严重胸部外伤史，胸膜炎病史，开胸手术史，胸部放、化疗史等。患者有上述病史或合并上述疾病，则需更加关注患者的心、肺功能评估结果。另外食管癌患者还需要特别关注患者的进食状况和体重减轻的严重程度。

✱ 48.如何对食管癌患者的心血管疾病进行风险评估

心功能的评价手段有主观症状、体征、静态心电图，平板运动心电图，运动心肺功能试验（附加十二导联心电图），超声心动图，放射性核素心室造影，磁共振检查，心导管心室造影等。冠心病患者心功能的全面评估应从患者的病史和日常生活活动状况开始评估，如果患者的心功能属于Ⅰ～Ⅱ级，一般的日常活动后不出现心绞痛，这类患者一般能耐受手术。如果患者日常活动后出现可疑心绞痛症状或心功能不属于Ⅰ/Ⅱ级，则需要进一步做上述检查以明确病情严重程度。重者则需做冠状动脉造影评估是否需要放置冠状动脉支架，或冠状动脉旁路移植手术后再择期手术。如患者近期有心肌梗死病史，一般应选择在3～6个月后手术治疗比较安全。相对紧急的手术也至少选择在4～6周后进行，否则风险很大。下列患者术后出现心肌梗死的风险较大：新近（4周内）出现的心绞痛或发作频繁或持续时间较长；既往有多次心肌梗死或左侧心力衰竭史；检查发现心胸比例＞0.55；左心室射血分数＜0.4。这些患者需要进一步的检查评估和内科治疗，或放置冠状动脉支架或冠状动脉旁路移植手术后再择期手术。一般冠状动脉旁路移植手术后1个月并恢复日常活动后手术风险较小。

高血压分为轻、中、重3种情况，轻度高血压（140～159/90～99毫米汞柱）；中度高血压（160～179/100～109毫米汞柱）；重度高血压（≥180/110毫米汞柱）。轻、中度高血压在药物治疗后能将血压控制在正常范围内，不伴有心、脑、肝、肾等器官的器质性病变的患者手术风险较小。重度高血压伴有心、脑、肝、肾等器官的器质性病变（如眼底血管硬化、肾功能损害、肝硬化、脑出血等）者，术中、术后出现心脑血管并发症的风险较大。

对于瓣膜性心脏病术前要通过病史和心功能评价来判断手术风险，病史长、伴有心律失常、既往有心力衰竭史者，手术后出现心力衰竭、心内膜炎、心律失常和血栓的风险较大。一般术前心功能属于Ⅰ～Ⅱ级，可完成一般的日常活动者估计可耐受手术治疗。其他较重的患者则需进一步检查和内科治疗后再评估能否手术治疗。严重心律失常者需要恰当处理以降低手术风险：严重窦性心动过速（心率每分钟超过160次）需纠正其潜在的病因（如缺氧、心力衰竭等）。Ⅱ度Ⅱ型或Ⅲ度房室传导阻滞、三束支阻滞、病窦综合征和有阿-斯综合征病症者，术前宜放置临时心脏起搏器。严重室上性和室性心律失常（每分钟超过5次），术前需应用药物予以控制以降低手术风险。阵发性心律失常导致心室率每分钟超过160次或心房颤动导致心室率每分钟超过100次会导致心室充盈和排空状况不佳，从而导致心功能下降，因此，也需要及时处理，控制心室率每分钟80～100次为宜。

✳ 49.如何对食管癌患者的呼吸道疾病进行风险评估

呼吸道疾病风险评估也要从询问病史开始，主要包括既往有无慢性呼吸道疾病史如哮喘、慢性支气管炎、肺气肿、肺心病、肺结核、胸膜炎等；胸部外伤手术史；放、化疗史等。然后，通过查体检查患者有无桶状胸、胸廓畸形、脊柱畸形、胸部外伤和手术瘢痕等，再结合患者的日常活动状况、胸部X线片、CT检查及肺功能检查报告判断患者肺功能状况如何。

肺功能的评价手段包括静态和动态两种。静态的检查手段包括屏气试验、肺通气功能和弥散功能、血气分析等检查。动态的检查手段包括简单的爬楼梯试验、运动心肺功能检测等。静态检查手段只能反映非负荷状态下的肺功能状况，而不能反映在负荷状态下的肺功能和代偿状况。因此，一般情况下，如果患者既往健康，无重要器官疾病史，做常规静态肺功能评价即可。如果肺通气功能正常，一般可以耐受任何类型的胸部大手术。轻、中度异常时，要根据患者的具体情况具体分析决定，这类患者一般可耐受食管手术，但可能不能承受并发症的打击。重度肺功能异常者，一般不建议开胸手术或行非开胸手术或微创手术等。

如静态肺功能检查有问题或患者既往有慢性心肺疾病史如哮喘、慢性支气管炎、肺气肿、肺心病、肺结核、胸膜炎、心肌炎、风心病、冠心病、心肌梗死、心力衰竭史等，胸部外伤手术史，放、化疗史等则需做进一步的检查和评估，可加做运动心肺功能检查。运动心肺功能指标中最大摄氧能力（Vo_2max）大于20毫升/（千克·分钟）为正常，15～19.9毫升/（千克·分钟）为轻、中度异常；10～14.9毫升/（千克·分钟）为中、重度异常。有较多文献报道，食管癌患者最大摄氧能力大于20毫升/（千克·分钟）可耐受三切口手术，15～19.9毫升/（千克·分钟）可耐受一切口食管手术，10～14.9毫升/（千克·分钟）最好选择微创食管手术或非开胸食管剥脱手术，当食管癌患者最大摄氧能力小于10毫升/（千克·分钟）不能耐受任何开胸手术。

✳ 50.如何对食管癌患者的肝功能进行评估

通常情况下，轻度的肝功能受损，一般均能耐受胸部手术，肝功能全项检查的各项指标中包括胆红素代谢、蛋白质合成代谢、脂肪分解代谢等数项指标。目前公认有使用价值的肝功能评估为Child-Push修正标准和Push异常积分用于预后判断。当积分5～6分时，手术风险性小；当积分8～9分时，手术风险为中等；当积分10～15分时，手术风险性大。胸部手术对肝没有直接的损伤，但是，围手术期的用药，术中的失血或长时间低血压可导致肝功能受损，因此，在肝功能受损的情况下，术中术后要避免应用损害肝功能的药物，避免长时间低血压和严重失血情况发生。另外，肝功能受损的患者通常有轻度凝血功能障碍和低蛋白情况，术后可以考虑适当补充新鲜血浆和白蛋白以减少并发症的发生。中度以上的肝功能受损，应由肝病专家做进一步检查与评价，以确定能否手术治疗。

✳ 51.如何对食管癌患者的肾功能进行评估

用于肾功能检查的项目包括：尿常规（尿比重、尿蛋白、尿糖等），肾功能全项（尿素氮、尿肌酐、尿肌酐清除率等）。对于轻度肾功能受损，一般可耐受较大胸部手术，但对于中、重度以上的肾功能受损者，建议请相关专业医师会诊与评价以确定能否手术治疗。对于肾功能受损者，术中低血压和失血过多会造成肾功能障碍，因此，围手术期处理和用药要谨慎。

❋ 52.如何对食管癌患者的营养状况进行评估

大部分食管癌患者术前即伴有不同程度的营养不良。对重度营养不良的患者，术前必须给予营养支持后方可手术已成为共识，术后早期营养支持已在外科普遍应用。2013年中国抗癌协会肿瘤营养与支持治疗专业委员会推荐的临床路径是：无营养问题的直接手术治疗，重度营养不良必须先营养干预，轻或中度营养不良者进行营养教育，是否必须干预尚无明确标准。

据报道，营养不良使组织愈合能力减弱，免疫功能下降，食管癌、贲门癌患者术后感染的发生率约为10%。营养状态的改善及免疫功能的提高，对于食管癌及贲门癌患者具有临床重要意义。食管癌患者术前饮食困难及肿瘤因素会导致不同程度的营养缺乏，另外手术创伤大，术后机体强烈的应激反应，使得术后分解代谢加强，机体往往处于负氮平衡代谢状态，影响机体各器官的功能代偿及围手术期恢复。术前营养支持可使患者转铁蛋白及前白蛋白水平均有一定增高；肺部并发症及切口感染发生率明显下降；术后住院时间缩短，大大降低了住院费用；术前营养干预改变了患者术后恢复质量。

如果患者能进半流食，且消瘦不明显，一般情况下患者的营养状况应基本维持在正常水平。如果患者只能进流食且时间长达2周，则患者体重会有所下降，营养状况会受明显影响。如患者体重下降在5千克以上，提示营养状况差、且预示病期较晚，预后不良。对于进食状况不佳的患者术前应适当补充各种营养物质，包括水、电解质、糖、微量元素、多种水溶性和脂溶性维生素、各种氨基酸和脂肪乳等。通过肠内或（和）肠外营养支持一段时间后再手术有利于围手术期康复。

对于轻、中度营养不良的食管癌患者，在术前给予营养支持治疗，不仅可以改善术后营养状况，提高免疫力，而且对于有效缩短患者平均住院时间、降低感染风险、改善预后具有重要作用。评估患者术前营养状态是保证手术治疗效果的一项很重要的工作，护士与患者日常接触最频繁，应将患者的营养状态评价、个体化饮食计划与指导作为专科护理工作的重要组成部分，与医师积极沟通配合，更好地履行护士作为健康教育促进者和健康协调者的职责，推进临床营养的规范化和制度化建设，促进患者的康复。

四、食管癌的手术疗法

✴ 53.食管癌患者为什么要做手术治疗

我国的食管癌外科治疗已有70余年历史和经验,经过广大医务工作者的努力,外科技术明显提高。虽然食管癌外科治疗技术发展迅速,但由于早期食管癌在外科治疗中所占比例较少,大部分均为中、晚期,因此,我国食管癌外科治疗总的疗效在近30余年中徘徊在30%左右。但早期食管癌外科治疗后5年生存率可达70%~90%。因此,食管癌的根本出路在于早诊早治和早期预防。

正常食管上皮细胞的增生周期在人体消化道中是最长的。食管基底细胞由重度增生到癌变的过程需要1~2年的时间;早期食管癌变成晚期浸润癌,通常需要2~3年,甚至更长时间;个别病例甚至可"带癌生存"达6年。因此,食管癌的早期治疗效果良好。即使是晚期病倒,若治疗得当,也可向好的方面转化。一般对较早期病变宜采用手术治疗;对较晚期病变,且位于中、上段而年龄较高或有手术禁忌证者,则以放射治疗为佳。

目前我国食管癌外科治疗趋势是手术扩大化、微创化、机械化、普及化、个体化和综合化。手术扩大化的体现在于适应证扩大化和手术程度的扩大化。由于经济的不断发展,生活方式逐步改变,高龄和伴有心血管疾病及糖尿病的患者越来越多。适应证的扩大表现为高龄、高难、复杂食管癌手术增多和越来越多的伴有其他疾病的患者接受外科手术治疗。但由于麻醉、手术技巧和器械及围术期监护技术的进步，手术并发症率和死亡率正逐步降低。由于食管吻合器、闭合器及超声刀和胸腔镜器械的使用，一方面使得食管癌手术逐步普及，另一方面手术创伤也在减轻，有些技术先进的医院已可以应用胸腔镜和腹腔镜开展全腔镜下食管癌手术治疗。由于术前分期技术的进一步发展和临床综合治疗措施的改进，目前，食管癌的治疗已不再是一种模式（单纯手术或单纯放射治疗等），一种切口（左后外一切口为主体）或一种清扫淋巴结（经左胸不完全二野淋巴结清扫）的方式。

随着国内国际交流的增加，食管癌治疗的模式已逐步个体化，依据术前分期情况，给予最佳治疗手段以达到预后最佳化，如早期只侵及食管黏膜的患者给予内镜下黏膜切除；早、中期者给予胸腔镜和腹腔镜手术以减少创伤；中、晚期者应用右后外两切口以达到完全清扫胸腹部食管引流区域淋巴结，外侵明显或有较多淋巴结转移者术前给予放、化疗等。术后再依据手术切除情况给予放射治疗或化疗+放射治疗。

✳ 54. 食管癌的手术治疗方式有哪些

（1）根治性切除术：病变相对比较局限，可切除瘤体及其引流淋巴结从而获得食管癌的彻底切除。

（2）姑息性切除术：食管癌已属晚期，与周围器官黏着较紧或已有广泛淋巴结转移，虽然瘤体可以切除，但周围浸润及转移淋巴结往往不能彻底切除，这是常用的食管癌的治疗方法。

（3）减状性手术：癌不能切除，为了进食而施行的食管胃转流术、食管-空肠（或结肠）-胃吻合术、食管腔内置管或记忆合金支架术，术后患者能经口进食，进行这一食管癌的治疗一般可维持6个月到1年。对一般状况更差者可考虑胃或空肠造瘘术，但对患者延长生命的时间微乎其微。

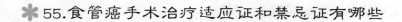

55.食管癌手术治疗适应证和禁忌证有哪些

食管癌的手术治疗适应证包括：①病变未侵及重要器官（$T_0 \sim T_{4a}$），淋巴结无转移或转移不多（$N_0 \sim N_2$），身体其他器官无转移者（M_0），即2009版国际抗癌联盟（UICC）食管癌新分期中的0、Ⅰ、Ⅱ及Ⅲ期（除T_{4b}和N_3）的患者。②放射治疗未控或复发病例，无局部明显外侵或远处转移征象。③少数虽高龄（80岁以上）但身体强健无伴随疾病者也可慎重考虑。④无严重心、脑、肝、肺、肾等重要器官功能障碍，无严重伴随疾病，身体状况可耐受开胸手术者。

食管癌的手术治疗禁忌证包括：①一般状况和营养状况很差，呈恶病质样。②病变严重外侵（T_{4b}），多野（二野以上）和多个淋巴结转移（N_3），全身其他器官转移（M_1），即2009版国际抗癌联盟（UICC）分期中的Ⅲc ~ Ⅳ期（T_{4b}或N_3或M_1）。③心、肺、肝、脑、肾重要脏器有严重功能不全者，如合并低肺功能、心力衰竭、6个月以内的心肌梗死、严重肝硬化、严重肾功能不全等。相对手术禁忌证包括食管癌伴有穿孔至肺内形成肺脓肿，胸下段食管癌出现颈部淋巴结转移或颈段食管癌出现腹腔动脉旁淋巴结转移等。因为这类患者病情较晚，且手术范围大、创伤大，预后也不好。

56.食管癌手术入路选择有哪些

食管癌外科治疗的手术入路有3种：①左侧开胸途径。包括左后外侧开胸一切口、左后外侧切口开胸+左颈（左侧两切口），左侧胸腹联合切口，开腹+左后外侧开胸等路径。②右侧开胸途径。包括右后外开胸一切口（经食管裂孔游离胃）、右后外侧开胸+腹正中切口开腹（右侧两切口，Ivor-Lewis）、右后外侧切口开胸+腹正中切口开腹+左颈（右侧三切口）。③不开胸途径。包括不开胸颈腹二切口食管拔脱术（食管翻转拔脱），纵隔镜辅助不开胸颈腹二切口食管剥脱术，经膈肌裂孔不开胸颈腹二切口食管剥脱术。食管癌外科治疗的手术入路选择的依据包括患者一般状况、心肺功能状况、病变部位，病期早晚（TNM分期）、既往伴随疾病或手术史情况、外科医师的习惯等。

研究表明，胸段食管癌的淋巴结转移沿食管纵向上下转移，上至颈部气管食管沟和颈深淋巴结，下至贲门胃左和腹腔动脉旁。尤其以下颈和右上纵隔淋巴结转移率较高。而左后外侧开胸途径有其致命的弱点，由于主动脉弓的遮挡，弓上三角狭小，不能清扫右上纵隔淋巴结。因此，术后下额上纵隔的淋巴结复发率较高。左后外侧开胸入路对于右胸顶和右上纵隔气管食管沟的淋巴结清扫不完全，容易导致术后右上纵隔和颈部淋巴结复发而影响术后5年生存。因此，左后外侧开胸入路不适合伴有右胸顶和气管食管沟有淋巴结转移的胸中下段食管癌的治疗。

近年来，国内少部分单位应用右后外侧开胸和腹正中开腹二切口行较完整的二野淋巴结清扫，与左后外一切口手术治疗效果相比，5年生存率提高了10%～20%。经右后外侧开胸+腹正中切口+颈部U形切口行食管癌切除和完全三野淋巴结清扫的术后5年生存率近50%，但术后并发症会明显增多。最主要的问题是呼吸道并发症和喉返神经麻痹所带来的问题比较常见和严重。

总而言之，经右后外侧开胸二切口或三切口行完全的二野或三野淋巴结清扫均能明显提高胸段食管癌的术后5年生存率。因此，目前对于胸段食管癌切口选择已逐步倾向于右胸二切口或三切口途径，并行完全二野或三野淋巴结清扫以提高术后长期生存。

❋57.左侧开胸途径有哪些优缺点

左侧开胸途径的主要优点：①为胸中下段食管癌及贲门癌提供良好显露。②因为主动脉显露良好，故与主动脉关系密切的食管癌适合选择此切口，因此途径不易误伤主动脉，即使发生也易于采取措施加以修补止血。③通过切开左侧膈肌的切口比较易于游离解剖胃、清扫胃贲门部、胃左血管周围及中下段食管周围淋巴结，方便直视下将胃纳入胸腔进行弓下或弓上食管胃吻合术。④当病变广泛，如贲门癌病变较术前估计的更广泛需要施行如全胃切除或胃、脾及胰部分切除时易于向前下延长切口到腹部，即变成左侧胸腹联合切口。此种切口可以满意地显露上腹部，较容易游离全胃或结肠。方便行全胃切除后食管-空肠吻合术，或用结肠间置代替食管行结肠-食管吻合术和结肠-胃吻合术或结肠-空肠吻合术及结肠-结肠吻合术。

左后外切口的缺点是因有主动脉弓的遮挡，弓上三角狭小，不适合弓后和弓以上病变的解剖切除。不便于清扫上纵隔气管食管沟淋巴结。左后外侧两切口适用于病变较早期但发生部位在食管胸上段者，经左后外一切口行胸顶吻合仍不能切除干净时，应加左颈切口，在颈部切除病变行食管胃颈部吻合术。左侧胸腹联合切口适合于较晚期的贲门癌累及胸下段食管或需要用结肠间置代替食管的中下段食管癌，如既往有胃大部切除史。因经腹切除食管长度有限，故贲门癌经腹手术时常发现食管切缘不净，因此需选择开腹后再加左后外侧开胸切口再切除部分食管行弓下吻合或甚至弓上吻合。当食管下段癌选择右后外两切口，若开腹游离胃时发现病变侵及膈肌角或可疑侵及降主动脉时，宜改行左后外切口以保障手术安全。

✳ 58.右侧开胸途径有哪些优缺点

右侧开胸途径的优点包括：①可在直视下解剖气管膜部、隆凸、奇静脉、左右两侧喉返神经和胸导管，因此，当病变与这些结构关系密切或侵及这些结构时易于解剖和处理。②易于解剖左右两侧气管食管沟的淋巴结，因此，对于清扫上纵隔的淋巴结比左侧要容易得多，锁骨平面以下的食管旁淋巴结一般均能清扫干净。③开腹游离胃时，对胃左动脉区域淋巴结清扫要比经左侧开胸时容易、彻底和安全。④因不切开膈肌，对术后咳嗽和呼吸功能的影响也要比左侧轻。⑤因不过弓，对心血管系统的影响要小，因此，对于胸中下段食管癌选择右后外两切口的安全性和根治性要好于左后外侧一切口，文献报道结果显示其术后生存率也优于左侧开胸径路。

右后外侧两切口的缺点是由于需要翻身和重新消毒，因此手术时间要比左后外侧一切口长一些，比左侧入路费时费力。另外，若食管侵及主动脉时，右侧开胸处理时要比左侧困难，因此，在怀疑食管病变侵及主脉时最好选择左胸入路。

对于胸上段病变需行颈部食管胃吻合术者，适合选择经左颈+右后外侧切口开胸+上腹正中切口开腹的右侧三切口。先右后外开胸解剖游离病变段及正常食管，然后关胸。患者摆成仰卧位，开腹游离胃或结肠，经食管床上提至颈部进行消化道重建。右后外侧三切口如加上颈清扫，则是完全的三野淋巴结清扫。如颈部未发现可疑肿大淋巴结也可只行胸腹部完全二野淋巴结清扫。

国内有医院尝试右前外切口+右颈及腹正中切口的改良三切口，摆位、消毒、铺单一次完成，两组手术人员同时行胸腹部手术可节省时间，但其缺点是显露不及右后外侧切口，解剖食管时术野暴露不良，清扫淋巴结时不彻底，游离胃时也较困难，尤其患者较胖时更困难。两组手术人员互相干扰。文献报道远期的生存效果也不如右后外侧开胸三切口效果好。右后外侧一切口经膈肌裂孔游离胃时比较困难，而且不易解剖切除贲门旁和胃左动脉旁淋巴结，手术安全性和根治性较差，并不值得去尝试。但腹腔镜开展好的单位可以先用腹腔镜游离胃和清扫贲门旁及胃左动脉旁淋巴结后再行右后外侧一切口，不但可以减少腹部创伤，也可以使手术根治性和安全性提高。

❋ 59. 不开胸途径有哪些优缺点

不开胸经颈腹二切口食管内翻剥脱术或经膈肌裂孔食管剥脱术+食管胃颈部吻合术，适用于心肺功能低下不能耐受开胸的早期食管癌患者，并不适合中晚期的食管癌患者。

食管分离是经颈部切口向下游离，经腹部切口通过裂孔向上或用手指或用器械钝性向上游离，将食管剥脱或内翻拔脱，然后将胃牵拉到颈部行食管胃吻合术。其优点在于术后患者呼吸功能影响小，恢复较快。但这种术式不符合外科手术需要良好显露的基本原则，因不能直视下将病变和转移淋巴结彻底切除，故也不符合肿瘤外科需要根治性切除的基本原则，而且内翻拔脱术中常常发生一些严重并发症，如大出血、气管膜部撕裂等。因此，这种术式并不值得推崇。

有些医院尝试用纵隔镜结合腹腔镜来游离食管和胃，然后将胃拉至颈部进行重建。但由于纵隔内空间狭小，不利于解剖食管周围结构和清扫纵隔内淋巴结，因此，手术安全性和根治性不够。也只适合那些无外侵和无淋巴结转移的心肺功能不容许开胸的食管癌患者。

❋60.食管癌患者的食管切除后用什么替代

由于胃与食管邻近相接，又有良好血供，韧性和抗牵拉性好、黏膜上皮与食管上皮有良好的相容性，便于游离操作和长度充分等优点。因此，胃是食管癌手术切除后最常用的替代器官。用胃替代食管是将胃直接上提与食管相吻合。其替代的方式可以是全胃或管状胃。用全胃上提替代食管，移植胃会占据部分胸腔容积，压迫肺组织影响心肺功能，造成患者心悸、气短等不适，可以用纵向缝缩胃的方法来解决和预防。但全胃替代后由于分泌胃酸的胃黏膜组织较多，术后吻合口反酸症状明显。要克服这两大缺点，可以用切割闭合器切除部分小弯侧的胃组织将胃塑形为管状胃来替代食管。这样既减轻了反酸的症状，也少占据胸腔的空间，对呼吸功能影响明显减小。

食管切除后可选择替代的第2个器官是空肠。空肠的血供丰富，其黏膜与食管的黏膜相容性也好，管径大小合适。但因血管弓短，所能提供的长度不够，因此，只能用于贲门癌全胃切除后的食管替代，一般情况下只能拉至下肺静脉水平。但如果利用小血管吻合技术，可以用游离空肠段替代食管。用于颈段早期食管癌或食管良性疾病的治疗具有较好应用前景。但医师需要经过特殊训练，存在一定概率的吻合血管血供障碍导致移植空肠坏死问题。

食管切除后可选择替代的第3个器官是结肠。结肠具备长度充足、血供丰富、血管弓长、黏膜相容性好等优点，移植后胃仍处于腹中，能保持较好的消化功能。术后营养状况维持较胃替代后的效果要好许多。但手术操作繁杂，需进行三个吻合和一个闭合，出现瘘的概率增加。另外，如果不游离切除近端部分胃，贲门胃周围和胃左动脉旁的淋巴结不能清除。手术并发症及死亡率皆比胃代食管高，而且根治性也不够好，一般不列为首选。但是在下列情况下则需选择结肠代食管：①由于胃溃疡病或胃癌曾行远端胃大部切除而无法用胃代食管；②贲门癌或胸中下段食管癌术后复发或残胃癌；③下咽癌切除后需要在口底做吻合；④晚期贲门癌侵及胃和食管下段广泛，需做全胃和食管下段切除，空肠间置不够而受限时；⑤晚期食管癌已无切除可能，但梗阻严重时，结肠移植短路手术以缓解症状。

❋ 61.手术径路选择与淋巴结清扫程度有什么关系

对食管癌行系统性的纵隔淋巴结清扫必须经右胸切口进行。通过右胸后外切口能充分显露自胸顶至膈肌裂孔的食管全长，游离方便，尤其是能直视下游离隆突水平以上的胸上段食管，邻近食管的气管、主支气管、主动脉、奇静脉、心包、胸导管、喉返神经等重要器官均可得到良好暴露，除对疑有外侵的肿瘤切除把握更大外，尤其能够清扫胸段食管左右两侧所有淋巴结，特别是左右上纵隔、颈胸交界部的淋巴结，使手术切除更为彻底，手术病理分期更为准确。切口一般选择在第5肋间，于骶棘肌前方离断第6后肋，如上纵隔显露不够理想可向上同时离断第5后肋，这样肋间可以很容易地撑大，暴露自胸顶至膈角的整个纵隔；胸上段肿瘤位置较高，亦可选择离断5后肋、于第4肋间进胸。近年来胸腔镜下食管癌切除等微创手术越来越普遍，所采用的径路事实上也是基于右胸途径。

食管癌的腹部淋巴结清扫主要集中于上部，故而与胃癌手术相似，一般采取上腹正中或旁正中切口为宜。标准的胸腹二野淋巴结清扫可选择右胸-上腹二切口径路，先经腹游离胃并清扫上腹淋巴结，然后将患者翻转为左侧卧位，经右胸后外切口游离食管并清扫纵隔淋巴结，并通过膈肌裂孔上提胃至胸腔行胃-食管胸内吻合。

如果需行颈胸腹三野清扫，或是行二野清扫但肿瘤位置较高（胸上段食管或胸中段偏上），考虑胸内吻合上切端阳性可能时宜选择颈部 - 右胸 - 上腹三切口径路，先经右胸后外切口完成胸部操作，然后将患者翻转为平卧位，通过上腹正中切口清扫该区域内的淋巴结，胃游离后经胸骨后隧道或后纵隔食管床上提至颈部切口与食管吻合，若附加颈部清扫亦可与腹部操作同时进行。颈部可经低位弧形切口行双侧淋巴结清扫，或依术者习惯经左侧、右侧胸锁乳突肌前缘斜切口进行吻合重建。亦有采取同步右径三切口径路，则患者体位为右侧抬高30°，右上肢外展，胸部采取右第4肋间前外侧切口，胸腹操作由两组医师同步进行，食管切除、胃游离完成后经食管裂孔、后纵隔上提至胸顶或颈部进行重建，但右胸前外切口对后纵隔食管床暴露欠佳，且两组医生同时操作易互相妨碍，故此路径仅在少数对解剖极其熟悉且团队配合好的医院使用。

62.胸部淋巴结如何清扫

医师手术进胸后，首先会探查、确认肿瘤能够根治性切除。一般由胸中下段开始游离食管，此处共清扫淋巴结6组，即膈肌旁、下段食管旁、中段食管旁、隆突下及左、右总支气管旁淋巴结。中下段食管系膜分为主动脉 - 食管和心包 - 食管两层，分开操作更有利于减少出血。先沿右肺门隆突下方右侧迷走神经前缘打开纵隔胸膜，沿右总支气管、心包、下肺静脉及下腔静脉后缘将纵隔脂肪及其间的淋巴结向食管侧游离，此间无粗大血管分布，操作可用电刀或剪刀锐性剥离以缩短手术时间；随后打开食管后方与脊柱之间的纵隔胸膜，直至膈肌裂孔水平，将食管提起沿膈食管裂孔清扫上方膈肌旁脂肪组织和淋巴结直至露出腹膜脂肪为止。此时可于裂孔上方离断食管，肿瘤位于胸下段近贲门处者可于肿块上缘离断，远端缝闭后送入腹腔以方便腹部操作，近端缝闭后保留缝线以利牵引。将近端食管提起，紧贴降主动脉前壁逐支结扎切断食管固有动脉，将胸中下段食管旁脂肪及淋巴结与食管一并作整块切除；同时注意食管左侧游离时应尽可能紧靠对侧纵隔胸膜，以彻底扫除含有淋巴组织的纵隔脂肪，即便不慎误入左侧胸膜腔亦不会造成不利影响。

清扫隆突及双侧肺门部位前需先行离断奇静脉弓，右侧支气管动脉后支自肋间动脉根部发出后与奇静脉伴行至右肺门，予分别结扎处理；左右迷走神经干于隆突下方发出肺支，除非受肿瘤侵犯原则上应予以保留，以减少术后呼吸道并发症风险，可于其发出肺支后的远端切断。继续将食管向头端牵引，沿右总支气管内侧壁游离右总支气管旁淋巴结至隆突下，然后沿左主支气管内侧壁分离直至左肺门，将隆突下及左右总支气管旁淋巴结与心包分离后附于食管上一并去除。隆突下有来自气管前方的右侧支气管动脉前支，故此处操作宜采用结扎、血管夹钳夹或使用超声刀等能量装置，避免为求速度而一味锐性剥离，该分支一旦损伤回缩至隆突前上方则止血相当费力。胸导管从在左总支水平起逐渐向食管靠拢，行淋巴结清扫手术时容易损伤，应行解剖性显露确认，即使不慎误伤亦很方便予以结扎；若肿瘤向右后方有外侵则宜一并切除，以保证手术"根治性"。

上纵隔系统性清扫应扫除4组淋巴结，即左、右喉返神经旁、上段食管旁和主动脉弓下淋巴结。清扫上纵隔时先顺右迷走神经干后方纵行切开纵隔胸膜至右锁骨下动脉下缘，自气管右侧将右前纵隔的脂肪组织及上段食管旁淋巴结一起向食管方向游离，直至暴露左侧气管环膜交界部为止，操作时注意防止误伤气管膜部。右迷走神经于右锁骨下动脉水平发出右侧喉返神经，向下绕过该血管后转向上行至额部，其间向后发出2～3支食管支，近旁之淋巴结在食管癌中转移发生率很高，而清扫时又容易误伤，故建议先行显露该神经后予以保护，操作时宜使用尖端较细的无损伤神经镊提夹组织，并避免使用电刀、超声刀等能量装置；另外此段食管有来自甲状腺下动脉的细小分支，出血时不宜盲目钳夹结扎，可采用纱布压迫止血。气管前方为肺淋巴引流区域，除右喉返神经旁淋巴结外一般没有必要过度清扫。

沿脊柱前缘打开上段食管后方的纵隔胸膜，继续向头端牵拉食管，结扎切断发自主动脉弓的营养血管，至弓上水平起食管与脊柱之间无血管联系而较疏松，以剪刀或电刀快速游离至胸顶部，但应避免伤及由主动脉弓右侧跨越脊柱前方至左上纵隔的胸导管；另外右侧锁骨下动脉常有变异可自食管后方穿越，术前CT

常可显示，若未予以注意则清扫右喉返神经旁淋巴结时找不到右无名动脉即应引起警惕，游离食管后壁时避免误伤导致大出血。左上纵隔淋巴结转移主要集中于左喉返神经侧旁，该神经绕过主动脉弓下方后逶迤向上，与气管左侧缘平行但并不紧贴气管，向右侧牵拉上段食管时可随纵隔脂肪组织被一并带起而致误伤，故应首先贴近食管肌层游离直至颈部水平，再将气管牵向右侧清扫左上纵隔内淋巴结，此处同样最好先紧贴气管左侧缘分离，找到左侧喉返神经后予以保护，由主动脉弓处起扫除气管左侧的脂肪组织及淋巴结直至甲状腺下极水平。经右胸后外切口很容易清扫主动脉弓下主肺动脉窗淋巴结，直至显露出肺动脉干为止清扫方告完成，此间应尽量保留右侧支气管动脉前支和左侧支气管动脉上支，以减少对气道血供的影响，这对于行术前放、化疗的患者尤其重要，可避免术后发生气管坏死。

❋ 63.上腹部淋巴结如何清扫

食管癌的淋巴结向下转移多见于贲门两侧、胃小弯上部、胃左动脉及腹腔动脉近旁，故上腹部应扫除上述5组淋巴结。游离脾胃韧带后将胃牵向右侧，打开小网膜囊，尽可能于靠近肝处向上切开腹膜至食管裂孔腹膜折返处，将食管残端拉入腹腔后暴露左右膈肌脚，离断膈下动脉胃底分支（即 Belsey动脉），将膈脚前方的后腹膜脂肪及贲门左右两侧淋巴结一并扫除，使胃底完全游离。然后将胃牵向左侧，于胰腺上缘打开胰包膜向腹腔动脉根部进行清扫，暴露脾动脉及肝总动脉起始部并摘除其周围脂肪组织，继而向左侧游离，依次分离冠状静脉和胃左动脉，于其根部分别结扎切断，将胃左动脉旁淋巴结一并扫除，最后继续向上沿腹腔动脉前壁清扫腹腔干淋巴结，直至膈肌裂孔下缘腹主动脉处。至此所需清扫的淋巴结已全部附着于近端胃壁，如拟制作管状胃代替食管则于胃左动脉第3支分支远端离断小弯侧血管弓，用直线切割缝合器制成5厘米的管，同时去除贲门及上述扫除的淋巴结；若拟以全胃进行重建则在离断小弯血管弓后沿胃壁向贲门方向逐支结扎切断胃左动脉分支，将附着的淋巴结去除后再以残端闭合器切除食

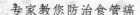
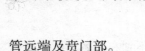
管远端及贲门部。

✳ 64.颈部淋巴结如何清扫

食管癌颈部淋巴结转移主要见于颈动脉鞘内侧气管食管沟内的颈段食管旁淋巴结，亦称颈段喉返神经旁淋巴结，以及颈动脉鞘外侧斜角肌前方的颈深淋巴结，亦称锁骨上淋巴结，左右共4组，加上颈前肌前方双侧胸锁乳突肌内侧脂肪内的颈前淋巴结则为5组，但此处转移甚少见。

于胸骨上窝一横指沿颈部皮纹作弧形切口，二侧达胸锁乳突肌外侧缘，向上下游离颈阔肌皮瓣分别至环状软骨和胸骨、锁骨上缘。将胸锁乳突肌后缘游离后牵向外侧，清扫上至肩胛舌骨肌、下至锁骨下静脉、内至颈内血管鞘、外至颈外静脉范围内的脂肪组织及颈深淋巴结，向后方直至斜角肌前面，该区域内除偶有1～2支发自颈内静脉的细小分支外几乎没有血管，大部分操作可用剪刀或电刀进行，需注意向后方深部游离时勿伤及横卧于颈深筋膜浅面的颈横动脉，因其后方即有膈神经纵行通过，若操作始终保持在颈横动脉前方则无误伤该神经之虞。左颈部清扫时还需注意在近静脉角附近宜多结扎，因此处有胸导管由后方汇入左锁骨下静脉。扫除颈深淋巴结后于锁骨上缘处切断胸骨甲状肌和胸骨舌骨肌止点，清扫锁骨上方气管食管沟内的颈段食管旁淋巴结，以血管钳于气管和颈总动脉之间钝性分离直至与胸腔内沟通，确认喉返神经之所在后扫除其侧旁的脂肪及淋巴组织，注意左侧喉返神经在颈部紧贴于气管食管沟内垂直上行，而右侧喉返神经绕过锁骨下动脉后由右颈总动脉后方斜向内侧的甲状腺下极，熟悉其走向有利于避免误伤。去除喉返神经旁的颈段食管旁淋巴结后颈部清扫即告完成，于左喉返神经外侧将食管残端拉至颈部，与上提的胃管进行吻合重建。

✳ 65.食管癌术后出血怎么办

食管癌术后出血的发生率为2%～4%，主要是术中处理血管方法不妥当，术后结扎线脱落或电凝形成的结痂脱落，或由于胸腔粘连带撕裂出血，或肋间血管止血不周，或闭合器闭合胃切缘血管止血不牢等，术中未发现而术后出血。最常见的出血部位是发自于胸主动脉的食管固有动脉，或支气管动脉。

食管癌术后出血的主要表现为胸腹腔引流管引出较多量血性液体，甚或有血块引出；在未留置腹腔引流管的患者若有腹腔出血，可出现腹部膨隆。患者可表现为心率加快、血压下降、尿量减少等休克前期症状，严重时出现失血性休克。

血液常规检查可发现血红蛋白呈持续性下降趋势；在胸腔大量出血患者，床边胸片可发现胸部阴影并逐渐增大；胸腹腔穿刺在某些患者可抽出较多血性液。

出现以下情况需紧急开胸止血：①术后胸管或腹管引流液每小时超过200毫升，持续3～5小时，或术后早期短时间内引流量达800～1000毫升，患者出现心率加快。②患者出现失血性休克，经积极补液、输血、止血等措施处理后仍不能好转。

66.食管癌术后并发吻合口瘘怎么办

吻合口瘘是食管癌术后最严重的并发症之一，包括胸内吻合口瘘和颈部吻合口瘘。颈部吻合口瘘的预后明显好于胸内吻合口瘘。

吻合口瘘的发生原因有：①吻合口部的血液供应不良、局部组织水肿或感染，食管游离太长（一般不要超过2厘米）。②吻合技术操作不当，吻合口边缘对合不良，缝合线结扎过紧、过松，或针距、边距掌握不当。③使用吻合器时食管撕裂，食管黏膜回缩，或钉合不严、吻合钉脱落。④吻合口处张力过大。⑤全身因素，如年老体弱，长期营养不良、贫血、低蛋白血症或维生素C缺乏等。⑥术中不慎损伤胃网膜右血管，或对胃壁的保护不够，动作粗暴，过度牵拉，在胃壁内形成小的血栓或血肿。⑦胸腔积液浸泡吻合口。⑧术后处理不当，没有进行及时、充分、有效的胃肠减压，使胃过度膨胀，或进硬食过早。⑨其他因素，如合并有糖尿病、低氧血症等。

吻合口瘘多发生于术后3～7天，亦有发生于术后3天内的早期瘘，或发生于患者出院后的晚期瘘。颈部吻合口瘘多表现为颈部皮肤红肿、压痛、皮下气肿，并有腐臭脓液流出，切开引流后可见脓液，并可有食物残渣、口涎、胆汁等，患者伴有或不伴有发热。颈部吻合口瘘因位置表浅，易及时发现及诊断。胸内吻合口瘘一旦发生，患者多有明显的中毒症状。早期多有高热、剧烈胸痛、呼吸困难、术侧液气胸、中毒性休克，不及时处理甚至可引起死亡。发生于术后1周以上的胸内吻合口瘘，因肺已复张并有胸膜腔粘连，瘘相对局限，患者全身中毒症状可不明显，但仍有发热、胸闷等症状，需注意观察，以便及时发现，及时处理。

食管癌切除行胸内吻合术后，如果患者体温持续较高，不能恢复正常，特别是出现胸痛、气急等症状者，要高度怀疑吻合口瘘的发生，需行进一步辅助检查以明确诊断。胸部X线片可表现为包裹性积液或液气胸，特别是出现液气胸的病例，结合临床症状，基本可以诊断为吻合口瘘。但对于吻合口后壁小的瘘口，比较局限的瘘口，或瘘入纵隔的病例，则胸部X线片上可无明显表现。

食管造影对诊断吻合口瘘很有帮助，需在立位和卧位多方观察，可以看到造影剂从瘘口溢入胸腔或纵隔，并可观察瘘口的大小和位置。特别是对于小的瘘口，有时需反复多次造影，严密、细致观察才能发现，不要轻易排除吻合口瘘的可能。对于容易误咽入气管的患者，则推荐使用碘油或泛影葡胺造影，因钡剂易沉积于细小支气管深部而难以经咳嗽排出。食管造影未能证实者，可考虑行胸部CT检查，有时可发现瘘入纵隔的病例。

胃镜检查不是常规，但对高度怀疑吻合口瘘，经无创检查未能确诊者，则可考虑行胃镜检查，可以看到瘘口的位置、大小，并能鉴别是吻合口瘘还是胸胃坏死穿孔。确诊后还可在胃镜引导下于十二指肠内置入鼻饲管以行肠内营养治疗。

一旦发现有胸腔包裹性积液或液气胸，应及早进行胸腔穿刺，必要时在B超引导下穿刺，若能抽得脓性液，特别是口服亚甲蓝后抽出蓝色胸液者，就确诊为吻合口瘘。

颈部吻合口瘘容易被早期发现和诊断，处理较简单，经积极引流、禁食、营养支持，很快便能愈合。胸内吻合口瘘的处理原则是早期诊断、早期治疗，根据具体情况选择手术治疗或非手术治疗，大部分患者以非手术治疗为主。

（1）非手术治疗：主要包括禁食、持续胃肠减压、持续有效的胸腔闭式引流、营养支持、预防并治疗心肺并发症。在吻合口瘘发生的早期，患者有持续高热、全身中毒症状，或合并有肺部感染时，应使用有效的广谱抗生素。一旦诊断明确，并进行有效的引流后，应考虑及时停用抗生素，此时患者体温可能会有反复，但不应再继续使用抗生素，以防出现耐药菌或二重感染。营养支持以肠内营养为主，早期患者肠道功能未完全恢复，或患者不能耐受肠内营养时，需适当地进行胃肠道外营养。

（2）手术治疗：只有极少数患者需要再次手术治疗。①早期吻合口瘘，患者全身状况较好，胸腔感染不重，可积极行二次剖胸瘘口修补，或行吻合口切除重新吻合；②瘘口较大且水肿、坏死、感染严重，行食管拖出外置，二期行结肠代食管，重建消化道；③胸腔引流不畅，再次进胸冲洗，重新置管引流。

（3）近来有报道胃镜下以带膜食管支架封堵瘘口成功。

颈部吻合口瘘预后佳，经积极处理后绝大多数很快便能愈合，但吻合口区或胃底大范围坏死者，瘘口靠瘢痕愈合后，易出现顽固性狭窄，严重影响患者的生活质量。既往胸内吻合口瘘一旦发生，其死亡率可高达 50%。近来随着吻合器的广泛使用，胸内吻合口瘘的发生率有所下降，而且随着肠内、肠外营养治疗的进展，其病死率已大大下降，为10%～20%。

✱67.食管癌术后并发乳糜胸怎么办

食管癌术后乳糜胸的发生率为0.4%～2.6%。以下情况容易发生乳糜胸：①肿瘤有明显外侵。②术前放射治疗，局部组织水肿、质脆，容易损伤胸导管而引起乳糜胸。③胸导管变异引起的结扎不完全，或者手术中损伤胸导管变异的小分支。有报道预防性结扎胸导管后仍有0.64%～0.80%的乳糜胸发生率。原因可能为胸导管结构的特殊性及变异，少数患者的胸导管在膈上分为2支，可能仅结扎了胸导管的一个分支，未结扎主干而造成乳糜胸。

食管癌术后乳糜胸大多发生于术后3～5天，从胸管引出大量液体，早期多呈血性或淡黄色，清亮，患者进食后，特别是使用乳剂后，可引出乳白色胸腔积液，一般每日500～1000毫升，量多时每日可达2000毫升以上。胸管已拔除的患者，则表现为胸腔积液压迫而引起的心悸、气促、呼吸困难，体征上有纵隔移位，心率加快，血压下降，患侧呼吸音降低，叩诊呈浊音，胸腔穿刺可抽出大量淡黄色液体或乳白色液体。如果乳糜渗漏严重或持续时间较长，会出现营养不良，患者消瘦、神志淡漠、水和电解质失衡。

胸腔每日引流量在500毫升左右时，尽量非手术治疗：禁食，充分有效的胸腔闭式引流以使肺充分膨胀，静脉高营养支持治疗。亦可考虑胸腔内注入粘连剂如50%葡萄糖+利多卡因、滑石粉等。经非手术治疗后，约50%病例可愈合，另外病例需手术治疗。如果胸腔每日引流量在1000毫升以上，或经非手术治疗数天后引流液不见减少，就有手术结扎胸导管的指征。术前2小时口服或鼻饲牛奶200毫升，以利术中胸导管瘘口的寻找，应尽量找到瘘口进行缝扎，若实在找不到瘘口，则在膈肌上行低位胸导管结扎。结扎完毕检查术野无明显渗液，且结扎下方胸导管明显肿胀说明结扎可靠。

食管癌术后并发乳糜胸的非手术治疗的死亡率可高达50%，经积极手术处理，疗效满意。

68.食管癌术后并发吻合口狭窄怎么办

食管癌术后吻合口狭窄发生率为5%～9.5%。其引发原因较多，如吻合技术、吻合方式、黏膜对合不佳、黏膜下组织嵌入、吻合口包套形成狭窄环、吻合口瘘、患者瘢痕体质，术后结缔组织增生等。近年来使用吻合器吻合，吻合口狭窄的发生率有明显上升趋势。食管癌术后并发吻合口狭窄的患者表现为术后又出现进食不畅，多发生于术后2～3个月，并逐渐加重，出现呕吐、消瘦、贫血等症状，严重时完全不能进食。上消化道造影和电子胃镜检查可明确诊断，胃镜检查尚可区别是良性狭窄还是肿瘤复发引起的狭窄。食管癌术后吻合口狭窄的治疗方法如下。

（1）食管扩张术：有探条扩张术、球囊扩张术，操作简单、安全、并发症少，患者易于接受，适应证广，一般每周1次，连续2～3次，但有时需反复扩张治疗。

（2）支架置入术：是较成熟的治疗手段，适用于反复扩张无效的顽固性吻合口狭窄、癌复发等，可取得满意的近期效果。其不良后果主要有反流、支架移位脱落和肉芽组织增生所致再狭窄等，但由于只适宜吻合口在胸锁关节平面以下的患者，限制了它的治疗范围。

（3）微波、激光治疗：破坏吻合口瘢痕狭窄环，有一定的近期疗效，但反复治疗可使瘢痕组织增厚，对后续治疗不利。

（4）再次手术治疗：很少采用，可用于扩张治疗无效的重度吻合口狭窄。

❋ 69.食管癌术后并发喉返神经损伤怎么办

食管癌术后并发喉返神经损伤的原因有：①双侧喉返神经走行于气管食管沟内，而食管癌在其周围淋巴结的转移率较高，术中需清除此区域的淋巴结，容易损伤喉返神经。②食管中上段肿瘤可直接侵犯喉返神经，或转移的淋巴结侵犯喉返神经，为求彻底切除肿瘤而切除喉返神经。③解剖游离食管中上段时，如过度牵拉迷走神经，或食管拔脱术时，容易损伤喉返神经。④喉返神经走行变异，且神经很细，在游离食管时易损伤。

食管癌术后并发喉返神经损伤的患者若为一侧喉返神经损伤，患者出现声带麻痹、声音嘶哑，进食流食时易误咽入气管而出现呛咳。又因声门关闭不全，难以进行有效咳嗽、咳痰，易出现肺部并发症。若为双侧喉返神经损伤，则可为致命的并发症，患者易发生窒息，需行气管切开。间接喉镜或纤维喉镜检查可见损伤侧声带固定。

食管癌术后发现的单侧喉返神经损伤无须特殊处理，观察即可。若为电刀引起的喉返神经热损伤，或周围组织水肿压迫喉返神经引起的声音嘶哑，喉返神经未切断，则多在术后3～4个月恢复。若喉返神经被切断，则半年以后，由于健侧声带的代偿作用，其临床症状会有所改善。

✳ 70.食管癌术后并发胃排空障碍怎么办

食管癌切除术后胸胃功能性排空障碍确切原因尚未明确，可能与下列因素有关：①手术切断双侧迷走神经，术后胃张力和正常生理功能也随之改变，是术后胃排空障碍的主要原因。②术后胃由原来的腹腔正压环境变为胸腔负压环境，胃和十二指肠的压力梯度减少，不利于胃排空。右胸内胃食管吻合后胃瘫的一个主要原因可能为腹内压高导致胃被挤压到胸腔内而造成胃扩张和内容物滞留。③术中挫伤胃壁，引起胃组织黏膜充血水肿造成胃蠕动无力。④颈部吻合者，幽门附近游离不充分受牵拉使胃窦部和幽门呈扁平伸拉状态，导致幽门开启困难，并可能处于痉挛状态。严重胸胃扭转导致幽门开启不畅。⑤不良精神刺激造成高级神经功能紊乱，致使已被扰乱的胃肠功能恢复缓慢。⑥高龄、营养不良、糖尿病、贫血、低蛋白血症是诱发本病的主要因素。

食管癌术后拔除胃管，在进食流食改为半流食时，患者表现为胸闷、憋气、上腹部饱胀不适、呃逆、嗳气，继而出现恶心、呕吐，呕吐物为胃内容物，有酸臭味，有时伴有低热，查体术侧呼吸音低，叩诊呈浊音，上腹部饱满，轻压痛，无肠鸣亢进及气过水声。胃肠减压后症状消失，夹闭胃管后症状重新出现，X线检查见胸胃明显扩张，胃内有较大的液平面，进一步复查钡剂仍停留胃内，应考虑胃排空障碍的可能。但需要鉴别其为功能性还是机械性梗阻：①机械性者发病早，症状较重，胃液引流量较多，少见胆汁成分。功能性发病时间不定，症状多数较轻，胃液引流量少，可见胆汁。②造影见梗阻部位不在幽门，胃蠕动波正常或增强，则基本可断定为机械性；若在幽门见梗阻处钡剂形状比较圆钝，看不到胃蠕动波或有少量钡剂通过，则考虑功能性的可能性大。

机械性梗阻则需要手术治疗，一般于2～4周后均能恢复，但也有持续长达数月者。术中要充分游离胃窦和幽门附近的粘连并打开十二指肠的侧腹膜以避免因胃牵拉上提时受压梗阻。另外，为避免右胸内胸胃的扩张和滞留，建议在腹腔内做好胃管后再上提，必要时可在膈肌裂孔处缝合1～2针固定胸胃。禁食，持续有效胃肠减压。置入十二指肠营养管给予肠内营养支持。静脉滴注红霉素注射液，有明显减少胃潴留、增强胃收缩的作用。应用H_2受体阻滞剂、生长抑素等减少消化液分泌。经胃管注入高渗盐水洗胃，以刺激胃窦部蠕动。应用促进胃肠动力药物，如甲氧氯普胺、多潘立酮、莫沙必利。采用胃镜检查，刺激胃壁数次后，有些患者可治愈。

✳ 71.食管癌术后并发膈疝怎么办

食管癌术后膈疝发生率为0.28%～0.84%。其原因有：①膈肌与胃固定之缝线间距过大、撕脱、缝线断开或缝线结扎不紧或缝合深度不够。②胃体后方膈肌脚处及胃膈三角未缝合或缝合间距过大。③术后剧烈咳嗽、呕吐或便秘导致胸、腹压增加，膈肌缝合部位部分撕裂，腹腔脏器疝入胸腔。④膈肌切口感染致愈合不良，胃结肠韧带游离不足、术后腹内压增加时逐渐发生牵拉，以及手术操作引起脾的移动。

食管癌术后并发膈疝可发生于术后早期，亦可发生于术后1年或更长时间以后。疝内容物多为小肠，但亦可能为结肠、脾，几乎都发生于左侧膈肌切口处。早期膈疝主要的临床表现为术后突然不同程度的胸腹部症状，有时伴有肠梗阻症状，如果腹腔脏器大量进入胸腔压迫心肺，可出现胸闷、气短及呼吸困难。出现嵌顿或绞窄时，出现剧烈腹痛或胸剧痛，部分患者出现恶心呕吐，停止排气及排便，严重时出现休克。膈疝患者的X线检查常常表现为胸腔出现肠袢影或多个气液平面，甚至可出现一个较大的液平面，这是诊断膈疝的可靠依据。胸部CT在诊断方面有其独特的优势，可清晰地显示胸腔内除胸胃以外的肠道空腔脏器阴影，从而排除了其他影像学上的干扰，能更好地了解疝内容物的性质及部位，有利于手术路径的选择。

食管癌术后并发膈疝一旦确诊，应积极手术治疗，将疝内容物还纳到腹腔，并仔细修补膈肌裂孔；对于因嵌顿或绞窄发生肠坏死者，则要切除坏死的肠管。

72.食管癌术后并发胸胃坏死穿孔怎么办

食管癌术后并发胸胃坏死穿孔的发生率为0.12%～7.4%。其原因有：①误扎网膜右血管直接造成胸胃血供障碍。②术中对胃壁过度牵拉、捻挫、挤捏或钳夹，造成胃壁组织局部严重挫伤及血肿。③高位吻合（胸顶或颈部）因胃的松解不够加上胃的重力作用，可使胸胃网膜血管弓受到牵拉而造成血供受损。④胃壁黏膜应激性溃疡穿孔。⑤胸胃扭转致绞窄。⑥术中胸胃悬吊固定或包埋，术后咳嗽等使胃壁牵扯撕裂。⑦术前患者精神过度紧张，术中、术后低血压或低氧血症，可直接或间接地导致胃壁缺血坏死，低血压又可反射地引起血管痉挛及血栓形成，尤其是有动脉硬化的老年患者更易出现胸胃血供障碍。

食管癌术后并发胸胃坏死穿孔的患者除发热、脉快，胸痛及气急等胸内感染和液气胸的一般吻合口瘘的临床表现外，由于胸胃坏死穿孔多较大，胃内容溢入胸腔较多，胸内感染严重而不易局限，故症状出现的早且重，但与吻合口瘘常不易区别。大部分是在第二次剖胸探查时发现并确诊的。

有人认为对穿孔直径小于0.5厘米者宜采用非手术治疗（胃肠减压、胸腔引流、空肠造瘘供给营养等）。多数认为及时诊断和尽早手术是降低死亡率的关键，术中对残胃充分松解，坏死范围小者，可剪除坏死边缘后单纯缝合修补，并以带蒂组织瓣缝盖；范围大者，切除坏死组织后行更高位的吻合以恢复消化道连续性。其他措施包括术后引流、使用有效抗生素及营养支持。

一旦发生胸胃坏死穿孔，病情凶险，死亡率高，但若及时处理，预后通常比胸内吻合口瘘要好。

73.食管癌术后还有哪些并发症

（1）肺部并发症：食管癌患者多年龄较大，常合并肺气肿、慢性阻塞性肺炎，且常年吸烟，再加上术后切口疼痛，不能进行有效咳嗽、咳痰，其他重要原因包括术中和术后输液过量导致急性相对性肺水肿，故食管癌术后肺部并发症发生率较高，最常见的为肺炎、肺不张及呼吸功能衰竭。患者临床表现不一，一般有气促或呼吸困难、咳脓痰、心率加快、发热、烦躁不安，严重时出现发绀、昏迷等。治疗时应加强呼吸道护理，鼓励、协助患者进行有效咳嗽、咳痰，选用有效抗生素，增强机体免疫力和抵抗力。如经积极处理仍无效果，氧饱和度持续＜90％，呼吸频率＞40次/分，则提示需行动脉血气分析和呼吸机支持治疗。

（2）心血管系统并发症：食管癌多发生于老年人，术前多有高血压、冠心病等心脏疾病，由于手术和麻醉的刺激，加上术后早期血容量不足、疼痛、呼吸功能降低导致低氧血症等，术后心血管系统并发症发生率也较高，最常见为心律失常，发生率大约为40％，包括窦性心动过速（缓）、阵发性室上性心动过速、房颤、室性期前收缩等。治疗上应积极去除诱因，纠正缺氧，预防肺部并发症，以减少心血管并发症的发生，并选用有效药物（维拉帕米、毛花苷丙、普罗帕酮）纠正心律失常。

（3）单纯性脓胸：发生率为2％～4％，主要原因为术中胸腔污染，以及术后的继发性感染。患者出现发热、胸痛、咳嗽、气急等，严重者可出现感染性休克。胸腔穿刺抽出脓性液或胸腔积液涂片及培养发现细菌便可确诊。治疗上可采取胸腔闭式引流、使用敏感抗生素、营养支持等方法。

（4）主动脉食管瘘：这是一种少见但十分严重的并发症，可引起致命的上消化道大出血，死亡率几近100％，是由于主动脉及其分支受吻合口部溃疡腐蚀或因吻合口瘘脓胸感染的侵袭引起。虽然成功率很低，但只要有可能，仍应急诊进行手术治疗，包括主动脉瘘口缝合或修补，或人工血管置换，食管外置和胃造瘘。

（5）食管（胸胃）气管或支气管瘘：发生率低，且多为食管癌术后在经多次放、化疗后发生病例。食管（胸胃）气管或支气管瘘发生的其他原因包括使用电刀或超声刀导致的气管膜部或胃壁损伤穿孔等。术后早期发生的食管（胸胃）气管或支气管瘘多由于吻合口瘘或胸胃瘘导致吻合口或胸胃与左主支气管或气管相通，临床表现为呛咳、发热、肺部感染、呼吸困难等。患者多先有吻合口瘘或胸胃瘘发生，突起剧烈呛咳，咳出脓性或胃液样物，平卧位时加重，坐立位或半卧位时减轻。上消化道造影（宜用碘油或泛影葡胺）可以看到造影剂溢入气管或支气管，但由于患者呛咳明显，有时难以明确瘘口的具体位置。胸部CT检查可以看到两肺弥漫性间质炎症，或有范围不等的肺实变，有时在肺窗可以看到较大的瘘口。电子胃镜或纤维支气管镜可以直接观察到瘘口，并能了解瘘口的大小，对于食管（胸胃）气管瘘的诊断具有重要意义。食管（胸胃）气管瘘一旦发生，预后极差，死亡率极高。因多数患者体质较差，肺部炎症明显，故难以耐受手术；即使手术治疗，由于瘘口周围有严重感染，修补成功率不高，故多采用非手术治疗。①非手术治疗。禁食、持续有效的胃肠减压、肠内外营养支持、选择有效抗生素控制感染、抑制胃酸分泌等。②手术治疗。对于非手术治疗无效，且患者身体状况能耐受手术者，可考虑以带蒂肌瓣修补或填塞瘘口。③气道内支架置入治疗。随着材料与技术的进步，带膜气管支架的应用越来越多，取得了理想疗效。但需要根据患者气道的大小、瘘口的位置选择合适的支架，必要时需要定制。

（6）胰瘘、胆囊炎、胆石症：在腹部手术后可出现胰瘘、胆囊炎、胆石症等并发症。

✱ 74.食管癌术后患者如何进行辅助治疗

（1）对于部分$T_2N_3M_3$的食管腺癌患者，可以进行观察，若复发风险高者，可以考虑行以5-氟尿嘧啶类为主的化疗或联合局部放射治疗，此类治疗可降低复发的风险。

（2）对于$T_3N_0M_0$的食管腺癌患者建议术后行以5-氟尿嘧啶类为主的化疗或联合局部放射治疗，降低复发的风险。

（3）对于食管鳞癌术后的患者，进行术后辅助治疗能降低复发风险，有一定的生存优势。术后辅助化疗与单纯手术相比，死亡风险降低。

（4）对于远端食管腺癌，目前划分为胃-食管交界处腺癌，应参照胃癌进行治疗。

（5）R_1切除的患者，考虑为姑息切除术后，联合放、化疗降低复发及转移的风险。

（6）R$_2$切除的患者，则进行挽救治疗。化疗采用以铂类为基础的化疗方案（铂类+5-氟尿嘧啶/紫杉类/喜树碱类），研究表明，在胃癌及胃食管结合部腺癌中，奥沙利铂的效果不亚于顺铂，希罗达（卡培他滨片）的效果不亚于5-氟尿嘧啶。紫杉类、喜树碱类药物和一些分子靶向药物正在探索应用中。

此外，手术后病理残端镜下阳性或切除长度不足的需进行术后放射治疗或放、化疗。食管中上段癌术后更倾向于进行放、化疗，而下段癌更倾向于观察。美国国立综合癌症网络（NCCN）发布的食管癌治疗指南中认为，食管癌术后无须放射治疗或化疗，但其主要资料来源多为腺癌，另外食管癌的生物学特性与地域也有一定的关系，而多数中国学者认为要根据术后病理的情况进行选择性的放射治疗、化疗，通常进行普通放射治疗或适形放射治疗，总剂量50～60戈瑞。

75.食管癌复发该如何外科治疗

（1）根治性放、化疗后病变局部复发。首先要进行手术的可行性评估，争取手术治疗。

（2）根治性手术后出现的残食管癌、残胃癌和吻合口复发的患者，应进行严格的评估，判断肿瘤学层面能否达到再根治；外科学层面技术是否可行；全身情况（内科学）是否安全。对肿瘤学上能达到再根治切除、外科学上切除-重建技术可行及全身状况良好能耐受手术的那部分患者则仍应积极行二次根治术。

（3）手术前更严格的多学科评估是手术成功的必要条件。胃镜、胸/腹部增强CT、上消化道造影、纤维支气管镜检查及全身PET/CT，其中PET/CT扫描有助于远处脏器转移的评估。

76.食管癌介入治疗的常用方法有哪些

（1）选择性动脉灌注化疗：有利于提高病灶区域化疗药物浓度，增强杀伤作用，提高疗效。

（2）选择性动脉栓塞：这种方法用于食管癌伴出血，或者出现肝转移者，可以快速止血、控制肝转移灶进展。

（3）食管内支架置入成形：用于中晚期食管癌，出现食管狭窄、食管梗阻并吞咽困难者，以及术后吻合口狭窄、吻合口瘘，食管-气管瘘者；可快速解除狭窄或梗阻，恢复患者进食功能。联合放、化疗时，能保障患者治疗期间食管持续通畅，不中断进食，有效改善患者生活质量，赢得更多的治疗机会和生存时间。

❋ 77.什么是食管癌的支架置留术

食管癌的支架置留术主要适用于食管、贲门部肿瘤所致狭窄或癌肿复发所致的狭窄。常用的支架类型如下。

（1）普通金属支架：由记忆合金、不锈钢丝等制成。各公司钢丝编织支架形状不同，但并不影响其功能。食管用支架的内径通常为18毫米，长度有40毫米、60毫米、70毫米、80毫米、90毫米、100毫米、120毫米等规格，如有特需，可定制。

（2）带膜支架：在支架外披一层塑料薄膜，其设计想法是可防止肿瘤向支架内生长、浸润。

（3）防反流支架：在贲门切除术后狭窄的患者安放支架，往往引起胃食管的反流，该类支架末端装有硅胶防反流膜瓣（长2～3厘米），在腹压增高的情况下，防反流瓣便推向支架腔内，以阻挡胃内容物的反流，减轻反流性食管炎的发生。

适应证：①食管癌术后狭窄。②食管癌放射治疗后狭窄。③其他食管病变引起的狭窄。④食管癌复发引起食管狭窄，估计生存期在3个月以上者。⑤食管癌伴气管-食管瘘。

操作方法：①告知患者安放支架的目的、并发症，并签手术植入同意书。②术前10分钟肌内注射阿托品0.5～1毫克，换病员服。③先口服泛影葡胺10毫升，在胃肠X线机下通过多个体位确定食管狭窄段部位，并在体表做好标记。④口服利多卡因，缓缓咽下，3～5分钟咽反射消失。⑤取下义齿，安置好牙垫，通过口腔植入导引线于食管内，并通过透视确认。⑥用液状石蜡润滑带膜镍钛记忆合金食管支架，并沿导引线植入支架于狭窄段，逐渐释放支架使之在食管狭窄段张开。⑦连同导引线一同取出支架释放器，透视下观察食管狭窄部情况。⑧整个过程需要1名操作者和1名护士。护士固定牙垫，抽吸痰或口腔分泌物。⑨操作结束后回病房，12小时后可进食，24小时后透视确认食管开放情况。禁冰饮、冰食，禁粗糙呈长条状纤维饮食。

❋ 78.晚期食管癌支架治疗有何并发症

晚期食管癌及术后吻合口因纤维增生导致瘢痕狭窄，严重影响患者生活质量，内镜扩张治疗具有效果肯定、方法简单易行等优点，能有效缓解患者临床症状，改善梗阻，提高晚期食管癌患者的生活质量。对需反复扩张治疗的患者，可在内镜下放置支架。支架治疗的并发症如下。

（1）穿孔：患者可感剧烈胸痛，继发纵隔及胸腔感染，口服液体造影剂X线透视，可见漏出食管外及纵隔气影，一旦证实应立即禁食、胃肠减压、抗感染等治疗，非手术治疗无效者应行手术治疗。

（2）出血：可再行内镜检查，明确原因，镜下止血。

（3）感染：发生机会较少，但不可忽视。扩张创面引起局部感染及反流误吸导致的呼吸道感染，应积极处理。

（4）反流性食管炎：发生率较高，治疗后常规抗反流治疗。避免暴饮暴食，少进油腻食物，常规服用制酸剂及黏膜保护剂。

（5）狭窄复发及再狭窄：食管狭窄探条扩张后部分患者会近期复发，可再次扩张。

✿ 79.食管癌如何内镜治疗

（1）早期食管癌的内镜治疗：自20世纪80年代以来，色素内镜的开展和改进使早期癌的检出明显增加，尤其是用1.5%卢戈氏液对食管喷洒染色，加上活检可以较准确的发现早期食管癌，发现其部位、形状、范围，对其中一些病例可行内镜下切除，其适应症是黏膜内癌及原位癌（尤其是SM_1及SM_2），直径在3厘米以下。内镜下具体操作方法是：在应用镇痛、镇静、麻醉和心肺监护下进行，采用Inoue设计方法将一透明帽装在胃镜前端，插入胃镜（最好是双通道）。在病灶周围注入含一定比例肾上腺素的生理盐水，使病变隆起便于切除，将圈套器插至病灶处，使透明帽张开，把病灶吸入帽内，收紧圈套器通过高频电切除，对切除病灶边缘及切后暴露的食管黏膜下层进行活检，如未发现癌细胞说明手术成功，否则需追加手术治疗。内镜下切除的主要并发症是出血及穿孔，如操作技巧熟练，则很少发生，比较安全。

（2）进展期食管癌的内镜治疗

①微波治疗：可用各种型号的内镜微波治疗机，其频率为2450兆赫+20兆赫，波长12厘米，接触天线直径0.2厘米，天线头部有效长度1.0厘米，工作电流80～130毫安。具体操作方法：自病变上方依次向下熨灼，每点1～3秒，直至瘤组织全部变白后再向下选择新的部位治疗，5～7天进行一次，直至全部瘤组织坏死、脱落，管腔较通畅为止。主要作用机制：微波接触瘤体后局部温度立即可上升至300摄氏度，远远超过治癌温度42摄氏度，从而使癌组织蛋白凝固、坏死、脱落，另外坏死瘤组织可产生并释放变性蛋白，它可刺激并提高机体的体液及细胞免疫功能，从而对残癌及转移癌细胞起到杀伤作用。主要并发症：胸骨后疼痛，经过对症处理后即可消失；少数患者可有出血及穿孔。

②电化学治疗：常用电脑控制的双路输出电化学治癌仪及环形食管电极，一般10天治疗一次，3次为一疗程。主要作用机制：治疗开始后电极间离子移动，阳极区呈强酸性，阴极区呈强碱性，从而改变了癌组织间的pH值，破坏了癌组织生长的外环境；离子迅速移动的过程中产生大量氯、氢等气体，后者可直接杀

灭癌细胞；直流电改变了癌细胞赖于生存的内环境，使癌细胞核固缩、线粒体消失、核蛋白凝固、细胞崩解坏死；直流电作用下阴极区水肿，阳极区脱水使瘤组织内正常血供破坏，癌细胞坏死。

③局部药物注射：目前多数学者用5-氟尿嘧啶及丝裂霉素进行局部化疗，具体方法是5-氟尿嘧啶500毫克+丝裂霉素6～8毫克经内镜活检孔插入内镜注射针向癌体内注射（根据癌体大小微分点注射），一般每次可注射10个点左右，每点注射1毫升，7天注射一次，连续注射3次即可。主要作用机制：化疗药物对癌细胞直接杀灭，另外注射5-氟尿嘧啶后可使癌细胞在S期集聚，加强光动力学作用。

✳ 80.食管癌患者术后要注意什么

（1）心理准备：对化疗的不良经验及化疗前接受的错误信息，往往使患者紧张，因而降低了对不适反应的耐受性。明确精神因素与恶心呕吐地发生有一定联系，保持乐观的情绪和良好的心态尤为重要。

（2）自我止吐及处理：恶心呕吐时，将准备好的容器置于伸手可及处。一旦有恶心呕吐感，自我诱导产生不会呕吐的意念；呕吐时，侧卧以防误吸。呕吐后及时更换衣服及被褥，清理污物，用温开水漱口。然后开窗通风，保持室内空气清新，并充分卧床休息。

（3）患者从入手术室后一直处于被动地位，回房后血压、心率稳定，应及时为其更换卧位，防止局部皮肤受压过久，抬高床头30°～45°，或扶患者坐起活动，次日及时拆除橡皮中单，保持床铺平整、干燥，预防压疮。

（4）心理护理：患者因患癌症，害怕手术、疼痛而焦虑、恐惧、悲观、失望，应做好患者的心理护理，及时了解患者的心理状况。

（5）做好口腔及皮肤护理，术后禁食期间，给予口腔护理，每日用生理盐水漱口4次，嘱其勿咽下，保持口腔清洁、舒适，口唇湿润，防止口唇干裂及口腔感染。

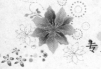
（6）术后不久如果出现饮食困难，但又无法再次手术的，可以采用电化学介入配合粒子支架技术。该项技术已成为众多无法手术或术后复发的食管癌患者的首选疗法。

❋ 81.食管癌切除术后如何护理

（1）观察吻合口瘘的症状：在进行手术之后，很容易会出现食管吻合口瘘，患者通常会表现为高热、呼吸困难、胸部剧痛、不能忍受；患侧呼吸音低，叩诊浊音，白细胞升高甚至发生休克。针对以上的不良状况，可以通过胸膜腔引流，促使肺膨胀，或者选择有效的抗生素抗感染。

（2）严格控制饮食：在手术之后很可能会禁食，患者应该每日由静脉补液。安放十二指肠滴液管者，可于手术后第2日肠蠕动恢复后，经导管滴入营养液，减少输液量；在手术后第5日，如病情无特殊变化，可经口进食牛奶等流质食物；在手术后第10日，患者可改无渣半流质饮食，但应注意防止进食过快及过量。

（3）密切观察胸腔引流量：在手术之后，如果发现胸腔引流液有异常出血、浑浊液、食物残渣或乳糜液排出，则提示胸腔内有活动性出血、食管吻合口瘘或乳糜胸，应采取相应措施，明确诊断，予以处理。

❋ 82.食管癌术后干呕如何护理

食管癌以手术治疗为主，但术后患者常出现干呕等不适症状，积极做好护理工作，可有效地缓解这一症状，减轻患者痛苦，促进疾病康复。食管癌术后干呕的护理措施包括以下4点。

（1）促进排痰：食管癌患者手术后的1～2天，家属或医护人员要帮助患者进行有效的咳嗽及排痰，避免因为咳嗽无力导致的排痰不畅，致使分泌物的潴留及堆积，进而引起肺不张或者是肺部感染，加重病情。

（2）密切观察：在食管癌术后干呕的护理中，一定要注意严密的观察患者其胸腔引流的颜色，若其颜色为乳白色或者是淡黄色，要确认是否有乳糜胸；若患者表现出心慌气急、胸闷、胸痛、烦躁不安、血压下降等不良症状，要注意排除急性胃扩张的可能。

（3）合理饮食：食管癌患者术后饮食中一定要忌食生冷、坚硬或刺激性的食物，要以富含营养、易消化的半流质饮食为主，这是食管癌术后干呕的护理措施中重要的一点。

（4）预防感染：注意患者口腔卫生的护理，在进食后要喝少许的盐水来冲洗口腔及食管，避免细菌的兹生繁衍。

✱ 83.手术治疗食管癌的预后是怎样的

影响食管癌术后转归的因素很多，根据文献报道及中国医学科学院肿瘤医院胸外科3603例组的分析，比较肯定的有关因素是TNM分期、淋巴结转移、食管癌外侵程度、切除性质、切缘有无残余癌等。影响远期生存主要有以下因素。

（1）国际TNM分期：可较全面地反映癌的浸润深度和广度，以及淋巴结转移的级别，是决定预后的主要依据。国内报道的9107例外科治疗结果，Ⅰ、Ⅱ、Ⅲ、Ⅳ期的5年生存率分别为90%、50%、35.8%和16.9%。

（2）淋巴结转移：局部淋巴结转移阴性者5年生存率为39.3%；阳性者为10%。贲门癌有无淋巴结转移5年生存率各为8.3%和26.8%。

（3）浸润深度：细胞学普查发现的上皮内癌术后5年生存率达100%，早期浸润癌可达95%。浸润癌(中、晚期癌)，分侵透肌层与未侵透肌层两组比较，前者5年生存率为24.4%，后者为40.4%。

（4）恶性度分级：按三级分类法Ⅰ级5年生存率为38%，Ⅱ级为24%，Ⅲ级为33%。大切片法分析癌前缘分级，按四级分类，Ⅰ级5年生存率为55.2%，Ⅱ级为43.3%，Ⅲ级为11.1%，Ⅳ级为5.9%，差异非常显著。

（5）宿主抵抗性因素：癌的生长受宿主间质抵抗，甚至有人提出间质淋巴细胞浸润是免疫现象。从癌与宿主相关观点分析癌周淋巴样细胞反应(LCR)、癌的纤维性间质反应、尤其食管纤维膜有无增厚等发现，5年生存率与LCR的强弱，有无纤维间质的胶原化"包围"，有无食管纤维膜增厚及有无癌侵犯显著相关，癌旁淋巴结的滤泡生发中心增生(GH)反应的有无及强度也与5年、10年生存率有关。已有大量研究证实，癌的间质反应是宿主抗癌免疫的形态学表现，应予以充分重视。

（6）远期疗效的影响因素：关于早期食管癌和贲门癌切除后食管复发癌占首位，其次是第二器官癌，二者占死亡总数50%以上。说明早期浸润癌也可发生转移。

改进早期诊断方法是改善食管癌预后的首要任务，细胞学拉网法虽仍不失为一种有效的早诊手段，但由于受检者仍有一定痛苦，且贲门癌的漏诊率较高，受检率有逐年下降的趋势。近年来新的无创性检测技术不断出现，如超微量胃液系列筛查法、电子穴位探测法，以及吞水音图微机诊断仪等，均属快速、简便、无痛的筛查方法、受检率达90%左右，有助于弥补拉网的不足。

五、食管癌的西药疗法

❋84.食管癌如何化疗

食管癌的化疗一直在发展。三种情况下使用化疗：对于进展性食管癌的姑息治疗，其益处有限；术前治疗，单独或与放射治疗联合应用以缩小原发肿瘤的体积，改善切除率和希望去除显微镜下的转移病变；与放射治疗联合应用作为食管癌的主要疗法，合并使用手术治疗或非手术治疗。

实际上，对于化疗的作用一直在研究，因为不管是有转移灶的患者或是局限性病变联合应用了一种或两种局部疗法的患者，化疗对其生存率未有明显的影响。然而，有随机的实验比较了单用放射治疗与联合应用化疗和腔内放射治疗的资料提示对于局灶化的食管癌的联合治疗方案对提高生存率是有益的。

许多单种化疗药物对于转移性食管癌有作用，包括博来霉素、顺铂、5-氟尿嘧啶、丝裂霉素、多柔比星、甲氨蝶呤。另外，长春碱酰胺和丙脒腙也有稍许作用。单种药物的治疗反应率为10%～40%。两种或两种以上药物的联合应用对于进展性病变的疗效也已作了评价，然而对于生存率和症状的姑息作用是不明显的。对播散性病变者的研究报道其中位生存时间为4～8个月。因此，至今对于转移性食管癌的患者尚无标准的化疗法，新药是非常需要的。绝大多数对于食管癌化疗的经验仅限鳞状细胞癌。腺癌的治疗反应率和药物的效应与鳞状细胞癌非常相似。局部病变的不化疗与此有些相似。

化疗的并发症依药物的特点或药物的用法（单用或联合应用）、剂量和治疗方案而有不同。在处理转移病变时，联合用药不比单种用药有任何好处，此外，新药的一期和二期实验常用于转移病变的化疗，因此其疗效有限。化疗的毒性作用一般是熟知的，包括恶心、呕吐、脱发、口炎、腹泻和骨髓抑制。依不同化疗药物的应用，有不同的器官特异性毒性，如肾脏和心脏的功能不全。

食管癌的细胞增生周期约为7天，较正常食管上皮细胞周期稍长。理论计算其倍增时间约为10天，故其增生细胞较少，而非增生细胞较多。因此目前虽应用于本病的化学药物较多，但确有疗效者不多。单一药物化疗的缓解率为15%～20%，缓解期为1～4个月。联合化疗有效率多数超过30%，缓解期6个月左右。联合化疗不仅用于中晚期食管癌，也用于与手术和放射治疗的综合治疗。

✳ 85.晚期食管癌患者如何化疗

对于晚期、复发、转移性的食管癌，应予以姑息治疗，其目的是提高生活质量及（或）延长生存期。在随机临床试验中，对于晚期患者，化疗与最佳支持治疗对比没有显示出生存优势。所以治疗的强度不宜过分，有效的患者维持治疗4～6个周期，无效或失效的患者可以考虑应用新的药物组成的方案治疗，亦可以考虑进行包括靶向治疗在内的临床试验或最佳支持治疗。

食管癌单药治疗有效药物主要有：博来霉素、平阳霉素、培洛霉素、丝裂霉素、顺铂、奈达铂、洛铂、丙米腙、5-氟尿嘧啶、甲氨蝶呤、紫杉醇、多西他赛、长春瑞滨、长春地辛、伊立替康等，有效率20%～30%。多数药物对鳞癌的疗效高于腺癌，但缓解期较短。

现有的多数联合化疗方案都是由单药治疗食管癌有效的药物组成。虽然目前尚无公认的标准化疗方案，可含铂的顺铂+5-氟尿嘧啶和顺铂+甲酰四氢叶酸/5-氟尿嘧啶方案被认可为一线治疗食管癌的基本方案。一般对食管鳞癌有较好的疗效。治疗食管腺癌也有效，但因病例数有限，疗效不及食管鳞癌。

尽管以铂为基础联合紫杉醇、长春瑞滨、吉西他滨、伊立替康等形成的新型联合化疗方案显示出较高的有效率和较长的缓解期，但除食管动脉灌注化疗外，全身化疗没有显著提高长期生存率。故仍主张化疗与放射治疗、手术联合应用。

治疗食管癌有一定疗效的化疗方案有多种，而临床上一线化疗多选择疗效较肯定、耐受性较好、药价低廉、应用简便的顺铂+5-氟尿嘧啶、顺铂+甲酰四氢叶酸/5-氟尿嘧啶、顺铂+紫杉醇及伊立替康+顺铂/奈达铂方案，4~6个周期一疗程，如应用得当，近期缓解率50~60%。局部晚期食管癌若采用食管动脉灌注化疗，近期缓解率80~90%。与全身化疗相比显著提高了缓解率和长期生存率。

✱ 86.晚期食管癌患者如何选用铂类联合化疗

铂类是一大类研究最多、临床应用最广、疗效较好的抗实体肿瘤的骨干药物。治疗食管癌最早的是顺铂、奈达铂、洛铂。卡铂治疗食管癌疗效低于5%，故在联合化疗中不推荐卡铂替代顺铂。

（1）以顺铂为主方案：

①顺铂+5-氟尿嘧啶方案：利用顺铂与5-氟尿嘧啶的相互生化调节增效作用机制组成的顺铂和持续静脉输注5-氟尿嘧啶方案是治疗食管癌研究和应用最多的联合化疗方案，报道的有效率为20%~50%。

②顺铂+甲酰四氢叶酸/5-氟尿嘧啶：顺铂+甲酰四氢叶酸/5-氟尿嘧啶方案为生化调节增效方案，系采用甲酰四氢叶酸对5-氟尿嘧啶的增效作用，避免5-氟尿嘧啶24小时输注传统给药的复杂性，疗效高于顺铂+5-氟尿嘧啶。经过多年的临床实践和验证，该方案疗效肯定、毒性较轻、价格低廉、用法简便、患者易接受，宜与手术、放射治疗联合，适合基层医院使用，已被认同为治疗食管癌的基本化疗方案。

③其他含顺铂方案有：顺铂+异环磷酰胺+丝裂霉素；顺铂+5-氟尿嘧啶+表

柔比星；顺铂+5-氟尿嘧啶+丝裂霉素。

（2）以奈达铂为主方案：奈达铂是第二代铂类化合物，抗肿瘤作用优于顺铂，肾毒性、胃肠道毒性较低，与5-氟尿嘧啶具有协同抗癌作用，也可作为放射增敏剂。联合化疗方案有奈达铂+5-氟尿嘧啶、奈达铂+替加氟、奈达铂+伊立替康等。

（3）以洛铂为主方案：洛铂是第三代的铂类抗癌药，与顺铂抗癌活性相似，但肾毒性和消化道反应较轻，且可能对部分顺铂耐药的肿瘤有效，对小细胞肺癌、乳腺癌、慢性粒细胞性白血病疗效突出。联合化疗方案有洛铂+甲酰四氢叶酸/5-氟尿嘧啶，主要不良反应为骨髓抑制。

（4）以奥沙利铂为主方案：奥沙利铂为第三代铂类药物，与顺铂无交叉耐药性。在食管癌及食管-胃癌的联合化疗中以其毒性反应较轻、耐受性较好的特点而被越来越多地采用，并显示出疗效。联合化疗方案有奥沙利铂+5-氟尿嘧啶/卡培他滨、奥沙利铂+5-氟尿嘧啶+表柔比星、奥沙利铂+甲酰四氢叶酸/5-氟尿嘧啶、FOL+FOX 4、奥沙利铂+5-氟尿嘧啶+表柔比星、奥沙利铂+卡培他滨+表柔比星均显示奥沙利铂对晚期食管癌尤其腺癌疗效确切。但应注意奥沙利铂的累积性和迟发性神经毒性。

✳ 87.晚期食管癌患者如何选用紫杉类联合化疗

（1）以紫杉醇为主方案：紫杉醇是治疗食管癌最有效的药物之一，紫杉醇联合顺铂是目前治疗晚期食管癌疗效较好的方案之一。

（2）以多西他赛为主方案：多西他赛的作用机制与紫杉醇相同，稳定微管作用比紫杉醇大2倍，与5-氟尿嘧啶、依托泊苷、环磷酰胺合用有协同作用，而与ADM、顺铂合用不显示协同作用。但与紫杉醇相似，有放射增敏作用。

（3）长春瑞滨联合化疗：长春瑞滨联合顺铂化疗方案初步显示出较好疗效和耐受性。因此，该类方案不失为治疗晚期食管癌的较好选择。

（4）吉西他滨联合化疗：吉西他滨是一种新型抗代谢类抗癌药，是胞嘧啶类似物，具有抗瘤谱广、使用方便、毒性较小的特点，也是一种较强的辐射增敏药，与顺铂、5-氟尿嘧啶合用有协同作用，与放射治疗合用有增敏作用。虽尚无单药治疗食管癌公认的有效率，但在治疗实体瘤的联合化疗中已显示出了较好疗效。在食管癌化疗中有小样本报道。联合方案有吉西他滨+顺铂；吉西他滨+甲酰四氢叶酸/5-氟尿嘧啶。

（5）伊立替康联合化疗：伊立替康为半合成水溶性喜树碱衍生物，是DNA拓扑异构酶Ⅰ抑制剂。联合方案有伊立替康+丝裂霉素、伊立替康+丝裂霉素+顺铂、伊立替康+甲酰四氢叶酸/5-氟尿嘧啶、伊立替康+顺铂、伊立替康+多西他赛、伊立替康+多西他赛+顺铂、伊立替康+紫杉醇+顺铂等，尤其目前临床应用较多的伊立替康+顺铂/奈达铂6周方案疗效较高，耐受性较好。

（6）卡培他滨联合化疗：卡培他滨是对肿瘤细胞具有选择性活性的口服细胞毒药物。由于卡培他滨本身并无明显毒性，只有经在肿瘤组织中活性更高的胸腺嘧啶磷酸化酶催化为5-氟尿嘧啶才起细胞毒作用，从而降低了正常细胞的损害。临床上可以卡培他滨代替5-氟尿嘧啶或甲酰四氢叶酸/5-氟尿嘧啶组成的联合化疗方案，治疗胃和结、直肠癌，来降低毒性，提高疗效。在食管癌治疗中应用不多，但也初步取得了一定疗效。有研究表明卡培他滨与奥沙利铂在进展期胃食管癌患者治疗中并不亚于5-氟尿嘧啶和顺铂的结论。联合方案有奥沙利铂+卡培他滨、表柔比星+顺铂+卡培他滨、顺铂+卡培他滨、多西他赛+卡培他滨。

✽88.食管癌联合化疗的一线方案有哪些

（1）顺铂+5-氟尿嘧啶方案：顺铂80～100毫克/平方米，第1天或分割为2～5天静脉滴注1小时；5-氟尿嘧啶750～1000毫克/平方米，第1～5天持续静脉滴注24小时。每3周重复1次，共用药4～6个周期。

（2）顺铂+甲酰四氢叶酸/5-氟尿嘧啶方案：顺铂5～20毫克/平方米，第1～5天静脉滴注1小时；甲酰四氢叶酸70～140毫克/平方米，第1～5天静脉滴注2小时；5-氟尿嘧啶350～400毫克/平方米，第1～5天静脉滴注2～3小时。每3周重复

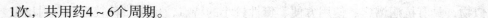

1次，共用药4～6个周期。

（3）顺铂+紫杉醇方案：顺铂80～100毫克/平方米，第1天或分割为2～5天静脉滴注1～2小时，或用顺铂40毫克/平方米，第2～3天静脉滴注1～2小时；紫杉醇140～170毫克/平方米，第1天静脉滴注3小时，或用紫杉醇70～85毫克/平方米，第1天和第8天静脉滴注2小时，每3周重复1次，共用药4～6个周期。

（4）奈达铂+5-氟尿嘧啶/替加氟/卡培他滨方案：奈达铂80～100毫克/平方米，第1天或分割为2～5天静脉滴注2小时，或用奈达铂75～80毫克/平方米，第1天静脉滴注2小时；5-氟尿嘧啶500～750毫克/平方米，第1～5天持续静脉滴注24小时，或用替加氟500毫克/平方米，第1～5天静脉滴注3小时，或卡培他滨1000毫克/平方米，第1～14天口服，每日2次。每3周重复1次，共用药4～6个周期。

（5）顺铂/奈达铂+伊立替康方案：伊立替康60～65毫克/平方米，第1天、第8天、第15天和第22天静脉滴注1.5小时以上；顺铂25～30毫克/平方米，第1天、第8天、第15天和第22天静脉滴注1小时，或用奈达铂30毫克/平方米，第1天、第8天、第15天和第22天静脉滴注1小时，每6周重复1次，共用药2～4个周期。

89.食管癌联合化疗的二线方案有哪些

二线方案组成原则是：①一线用顺铂者二线改为奈达铂或洛铂或奥沙利铂。②一线用5-氟尿嘧啶者二线改为卡培他滨、替加氟或加甲酰四氢叶酸。③一线用紫杉醇者二线改为吉西他滨、长春瑞滨、伊立替康、多西他赛。④不宜用铂类药物或紫杉醇的患者二线可用吉西他滨、长春瑞滨、伊立替康、平阳霉素、博莱霉素等二药联合。⑤体弱或骨髓功能低下者可用长春新碱+平阳霉素（或博莱霉素）同步化序贯疗法或低剂量顺铂+5-氟尿嘧啶的生化调节疗法或单药节拍化疗。

可供选择的二线治疗方案举例如下。

（1）多西他赛+长春瑞滨方案：多西他赛75毫克/平方米，第1天静脉滴注2

小时，或用多西他赛30毫克/平方米，第1天和第8天静脉滴注1～2小时；长春瑞滨25毫克/平方米，第1天和第8天静脉滴注6～10分钟或深静脉输注。每3周重复1次，共用药4～6个周期。

（2）长春瑞滨+顺铂/奈达铂/奥沙利铂方案：长春瑞滨25毫克/平方米，第1天和第8天静脉滴注6～10分钟或深静脉输注；顺铂40毫克/平方米，第1天和第8天静脉滴注1小时，或用奈达铂40毫克/平方米，第1天和第8天静脉滴注2小时，或奥沙利铂60毫克/平方米，第1天和第8天静脉滴注2小时。每3周重复1次，共用药4～6个周期。

（3）吉西他滨+顺铂/奈达铂/奥沙利铂方案：吉西他滨1000毫克/平方米，第1天和第8天静脉滴注0.5小时；顺铂40毫克/平方米，第2天和第9天静脉滴注1小时，或奈达铂40毫克/平方米，第2天和第9天（或第5天）静脉滴注2小时，或用奥沙利铂60毫克/平方米，第2天和第9天（或第5天）静脉滴注2小时。每3周重复1次，共用药4～6个周期。

（4）卡培他滨+奥沙利铂/奈达铂/顺铂方案：卡培他滨毫克/平方米，第1～14天口服，每日2次；奥沙利铂120毫克/平方米，第1天静脉滴注2小时，或用奥沙利铂60毫克/平方米，第1天和第8天静脉滴注1～2小时，或奈达铂80毫克/平方米，第1天静脉滴注2小时，或奈达铂40毫克/平方米，第1天和第8天静脉滴注1～2小时，或用顺铂30毫克/平方米，第1～3天静脉滴注1小时。每3周重复1次，共用药4～6个周期。

（5）顺铂+5-氟尿嘧啶生化修饰方案：顺铂3.5～7.5毫克/平方米，静脉推注，每周5天，共用药4周；5-氟尿嘧啶160～320毫克/平方米，静脉滴注24小时，每周6天，共用药4周或第1～28天用药。每6周重复1次，共用药2～4个周期。

（6）长春新碱+平阳霉素方案：长春新碱0.5毫克，每天上午8～9时静脉推注，每周一、三、五给药；平阳霉素8毫克，每天下午3～4时肌内注射，每周一、三、五给药。5～6周为一个用药周期。

✳ 90. 食管癌患者如何联合放、化疗

过去的单一化疗或放射治疗，已被放、化疗从理论到实践的科学结合所代替，以化学药物作为放射治疗的增敏剂，在提高射线加强对肿瘤局部控制的同时，杀灭靶体积之外的肿瘤细胞和全身微转移性瘤灶，放、化疗结合得当，其疗效优于单一放射治疗或单一化疗。对食管鳞癌和腺癌同样有效，代表了食管癌非手术治疗的一大进步。术前放、化疗不增加手术并发症和死亡率。

放、化疗在食管癌临床应用形式上有同时、序贯、交替和诱导化疗2个周期后再放、化疗等。其选择原则为：①以远处脏器及淋巴结转移为主的应首选全身化疗，病灶局限后再序贯放射治疗。②以远处转移和局部梗阻并存的，以往未做过放射治疗者，先做2个周期诱导化疗后，再同期放、化疗或放、化疗交替。③以局部进展和梗阻为主的，以往未做过放射治疗者，可同期放、化疗。④肿瘤压迫危及生命功能时，可先行放射治疗，解除压迫，再考虑进一步治疗。⑤完全梗阻不能进食者，先行支架/造瘘进行肠内营养或肠外营养支持等对症治疗，一般状态改善后放射治疗或化疗或放、化疗。总原则是以同期放、化疗为主或先化疗后放射治疗。

（1）同期放、化疗：同期放化疗的理论依据有以下几点。①化疗的局部细胞减少效应和放射增敏效应有效结合，增加或协同提高局部控制，降低或消除远处转移。②放射治疗期间由于射线的打击G_0期细胞大量进入增殖周期，加速肿瘤细胞的增殖，GF值增大，而化疗又对迅速分裂的肿瘤细胞特别有效的放射生物学原理，是放、化疗同时应用的理论基础。③S期细胞对放射抗拒，但对5-氟尿嘧啶敏感；乏氧细胞对放射不敏感，但对顺铂、丝裂霉素敏感；肿瘤细胞放射损伤的修复可被顺铂所抑制；紫杉醇可使放射敏感时相细胞集聚；而化疗抗药细胞又可被射线杀灭。④食管癌的常用化疗方案可有效减少放射区域内肿瘤细胞数目，改善局部血液供应，减少乏氧细胞，增加放射敏感性，并治疗全身微转移癌。⑤同期放、化疗会毒性叠加，因此化疗和放射治疗各自剂量、时间的选择，十分重要。一项同期放、化疗的研究评估结果显示，显著提高了1年和2年生存

率，故同期放、化疗已成为晚期食管癌非手术治疗的最常用的标准治疗方法。同期放、化疗应用最多的化疗方案是顺铂+5-氟尿嘧啶，顺铂+甲酰四氢叶酸/5-氟尿嘧啶，以及以紫杉醇、伊立替康等为基础的方案。目前多数学者认为在同期放、化疗中50.4戈瑞是标准放射治疗剂量。

a.铂类为主方案+放射治疗：顺铂+放射治疗；顺铂+5-氟尿嘧啶+放射治疗；顺铂+甲酰四氢叶酸/5-氟尿嘧啶+放射治疗；顺铂+替吉奥+放射治疗；奈达铂+5-氟尿嘧啶+放射治疗；奥沙利铂+5-氟尿嘧啶+放射治疗。

b.紫杉类为主方案+放射治疗：紫杉醇+顺铂+5-氟尿嘧啶+放射治疗；多西他赛+放射治疗。

c.伊立替康+顺铂+放射治疗。

（2）序贯放、化疗：对已有远处转移或相对晚期或不符合放射治疗适应证的患者，可采用先化疗后放射治疗的序贯疗法。①避免毒性相加，化疗、放射治疗均可全量应用。②先化疗可大量杀灭对化疗敏感的肿瘤细胞，使肿瘤体积缩小，降低肿瘤负荷，改善肿瘤细胞供氧，消除远处转移病灶为放射治疗创造条件，变不宜放射治疗为可放射治疗。③放射治疗后纤维化引起血管闭塞，使化疗药物很难进入肿瘤组织，一旦放射治疗失败或放射治疗后复发，再化疗就很难奏效，失去了综合治疗中化疗的机会，故除非重要器官严重受压、颅内转移或骨转移，急需尽快缓解病情而先做放射治疗外，食管癌患者应用序贯放、化疗时一般均应先化疗后放射治疗，才能提高生存率。

（3）交替放、化疗：交替放化疗的方法为化疗－放射治疗－化疗。此疗法毒性较轻，患者耐受性较好，疗效较佳。

❋91.食管癌复发该如何化疗

虽然，一直无Ⅲ期临床试验，对已有远处转移但全身情况良好，能够耐受化疗者应予以全身化疗。方案仍以顺铂+5-氟尿嘧啶（DF）及其变体为最常用，其中，紫杉类药物联合铂类取得了更好的效果。其他有效的药物包括表柔比星、伊立替康、卡培他滨。对Karnofsky评分＜60分或ECOG＞3分的患者，应只给予最佳支持治疗而不建议化疗。若2个疗程后无改善，只能给予最佳支持治疗。鼓励患者参与正在开展的临床试验。须强调的是，对接受化疗的患者始终要做好以营养支持为主的支持治疗。

✻ 92.食管癌不可切除的该如何治疗

食管癌不可切除的患者包括不可切除和不适合手术两类患者。不可切除食管癌包括食管癌TNM分期中的T_{4b}、$N_0 \sim N_3$和Ⅳ期患者。不适合手术治疗的食管癌包括严重心、肺、肝、肾功能不良，造血系统疾病，免疫系统疾病，恶病质等不能耐受手术的患者。对于这两类患者的治疗方法包括：以放射治疗和化疗为主的综合治疗、姑息治疗和支持治疗。

（1）同期放、化疗：对于T_{4b}，$N_0 \sim N_3$患者同期放、化疗能增强食管癌局部肿瘤的控制和减少远处转移，提高患者的生存率。同期放、化疗后经详细检查，病情好转者如可手术完全切除时，应考虑手术治疗。

（2）联合化疗：食管癌联合化疗优于单药化疗。部分患者如不能耐受常规化疗，或活检标本经基因检测有表皮生长因子受体基因外显子突变者，可考虑试用靶向药物治疗。

（3）姑息治疗：对于Ⅳ期食管癌患者，只适合姑息治疗，目的是减轻症状，延长生存期。可以给予姑息化疗或姑息放射治疗加支持治疗。

（4）支持治疗：对不能耐受放、化疗和不能手术切除的患者，加强支持治疗是一个合理的选择。

✻ 93.什么是术前化疗

术前化疗也称新辅助化疗，是相对于传统的术后辅助化疗而言。其目的是降低肿瘤活性，消除微小转移灶，降低肿瘤T及N分期，提高手术切除率进而改善患者预后。新辅助化疗国内外研究虽多但文献报道结果多不一致。从临床实践观察分析，食管癌的新辅助化疗还处在临床研究阶段，但其临床有效性已被越来越多的研究所肯定。因而，多数人认为凡超过T_2期及有任何淋巴结阳性的食管癌患者给予术前化疗都可能受益。

术前化疗的基础方案均以含铂类为主的联合化疗方案为主，其中顺铂+5-FU、顺铂+甲酰四氢叶酸/5-氟尿嘧啶方案较为常用。近期紫杉醇+顺铂方案也已多用。

过去多提倡术前化疗2～4个周期，从多年临床实践经验发现化疗后2个周期即可对疗效做出较为明确的评估，且4个周期的化疗有相当数量之患者均有不同程度的化疗反应而影响手术。建议化疗2个周期进行疗效评估，对适于手术者休息两周即行手术更为适宜。

94.什么是术前联合放、化疗

在局部中、晚期食管癌的综合治疗中，术前单纯放射治疗为局部治疗，不能控制微小转移，术前单纯化疗为全身治疗可以控制微小转移灶，但对局部控制率低。自1992年Nygaard等第一次报道食管癌术前放、化疗的临床研究以来，术前联合放、化疗的方法越来越多地被采用。

术前放、化疗有以下优点：①肿瘤血供完整，有利于保持靶病灶局部化疗药物强度和氧浓度。②术前患者耐受性较好。③可降低肿瘤病期，提高R_0切除率。④早期消灭亚临床远处转移灶。⑤减少术中肿瘤种植转移。⑥术前放、化疗还具有互相增敏的协同作用。⑦可作为肿瘤对化疗药物体内敏感性的评价。但对于新辅助治疗无效的肿瘤患者，则会影响手术切除的时机，甚至出现病情进展；新辅助治疗可能增加围手术期并发症发生率与死亡率，而且可能导致放射治疗、化疗毒性相关性死亡。

目前使用化疗方案多为顺铂+5-氟尿嘧啶，紫杉醇+顺铂等，亦有三药联用，2～3个周期，放疗剂量多为每4周40戈瑞左右。序贯或同期放、化疗后2～4周手术。有报道显示三药联合应用增加治疗毒性作用而未见增加生存率，同期放、化疗对远期生存率的影响似好于序贯性放、化疗。术前化疗方案推荐：铂类（顺铂、奈达铂、草酸铂）、氟尿嘧啶/卡培他滨、长春瑞滨、紫杉醇/多西紫杉醇，两药联合，3周重复1次，共2个疗程；同期进行放射治疗，放射剂量：第1～4周（第1～28天）常规分割每次2.0戈瑞，每日1次，每周5天，连续放射治疗。

术前放、化疗中治疗相关的急性毒性来自照射区内部（如食管、胃黏膜、肺、心脏）和外部（如骨髓）快速分裂细胞的生物学效应。血液系统毒性是最常见的毒性，其主要是影响治疗的时限，基本上为可逆性毒性，同时应注意肺、食管、心脏的毒性。

既往研究结果表明，R_0切除和新辅助治疗后病理完全缓解率是提高食管癌长期生存率、降低局部复发率的独立预后因素。治疗前临床分期为$T_3N_0M_0$、T_1～T_2伴淋巴结转移、T_3～T_4伴或不伴淋巴结转移的可切除的胸段食管癌患者尤其是鳞癌患者，可采用术前放、化疗。

❋ 95.什么是术后辅助治疗

食管癌术后辅助治疗的目的主要是杀灭手术残留的肿瘤细胞及减瘤术后因负反馈作用而大量进入增殖周期的肿瘤细胞；消灭微小转移灶及主癌灶外遗留癌灶和切缘阳性病灶，防止局部复发和远处转移，提高术后长期生存率。

（1）术后放射治疗：能杀灭术中残留的肿瘤细胞，根除微转移病灶，因而对肿瘤外侵明显且有癌残留和（或）同部淋巴结转移者，术后放射治疗有助于加强局部控制，减少局部复发机会。近30年来的研究并没有非常肯定术后预防性照射确实能够改善生存，但从一些研究结果可以看出姑息手术后提倡预防性照射应该是有益的。

（2）术后化疗：对于预防术后全身转移，术后化疗是目前最为常用的有效方法。对于食管癌彻底切除无高危因素者有文献报道术后辅助化疗与单纯手术相比，术后5年生存率没有明显差异。目前认为，对局部晚期食管鳞癌术后存有高

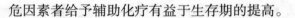

危因素者给予辅助化疗有益于生存期的提高。

（3）术后放、化疗：有关食管癌术后辅助放、化疗的文献报道不多。有报道说，术后放、化疗显著改善了胃或胃食管连接处腺癌复发高危人群的总体生存率和无复发生存率。食管癌及食管胃交界癌完全切除术后不建议常规应用辅助放、化疗，除非是开展临床试验。

（4）术后生物治疗：手术是解除肿瘤抑制免疫功能的有效手段，但手术也是对免疫功能的突发性打击。术后这段时间是机体免疫功能最低，肿瘤细胞生长指数最高，生长速度最快的阶段。在术后短期内尚不允许应用化疗和放射治疗的情况下，应及时有力地使用生物反应调节剂进行生物治疗，帮助和促进机体免疫功能尽快获得恢复和提高，对有效地加快患者术后康复防止肿瘤复发和转移应有积极的作用。在食管癌术后3～5天无特殊不良反应者即可开始生物治疗。胸腺素类制剂、细胞因子、香菇多糖等为几种常用的药物。

96.局部晚期食管癌如何术前化疗

临床研究结果表明，术前给予2～4个周期的化疗或放、化疗可使60％左右的患者获得临床疗效，手术难度及术后并发症或死亡发生率未见增高，而治疗有效者术后长期生存率却有明显提高。目前，食管癌的术前化疗的结果虽然不完全一致，但可使患者临床获益的结论，已被越来越多的临床医师所肯定。

术前化疗可降低肿瘤期别，缩小原发肿瘤体积，控制和消除微小或隐匿性远处转移灶。目的是提高手术切除率和提高术后长期生存率，故除$T_{1～2}N_0$（$T_{1～2}N_0$表示一至二个治疗分期）期患者可给予单纯手术治疗外，凡超过T_2期及有任何淋巴结阳性的局部晚期食管癌患者可以考虑行术前化疗。

常用方案有：顺铂+5-氟尿嘧啶、顺铂+甲酰四氢叶酸/5-氟尿嘧啶、紫杉醇+顺铂、伊立替康+顺铂等。用法如下。

（1）奈达铂+替加氟或顺铂+5-氟尿嘧啶方案：①奈达铂15～20毫克/平方米，第1～5天静脉滴注1小时，或顺铂15～20毫克/平方米，第1～5天静脉滴注1

小时。②替加氟500～600毫克/平方米，第1～5天静脉滴注3小时，或5-氟尿嘧啶750毫克/平方米，第1～5天持续24小时静脉滴注。③每3周重复1次，共用4个周期。顺铂+5-氟尿嘧啶方案国内外应用较多，方案中顺铂消化道反应较重，患者耐受较差；5-氟尿嘧啶需每天持续静脉滴注24小时，用5天需120小时，患者不易耐受。

顺铂+替加氟方案的疗效等于或优于顺铂+5-氟尿嘧啶方案，国内外在综合治疗中应用较少，尚无共识的临床结果。方案中的奈达铂虽骨髓抑制作用大于顺铂，且低剂量分割应用，可能会减轻，或用G-CSF支持治疗，其消化道反应较轻，患者易耐受；替加氟每次静脉滴注3小时即可，使用方便。

奈达铂+替加氟或顺铂+5-氟尿嘧啶均有放射增敏作用。奈达铂+替加氟的售价高于顺铂+5-氟尿嘧啶。因此，奈达铂+替加氟可作为综合治疗的主要方案。

（2）顺铂（或奈达铂）+甲酰四氢叶酸+5-氟尿嘧啶方案：①顺铂15～20毫克/平方米，第1～5天静脉滴注1小时，或奈达铂15～20毫克/平方米，第1～5天静脉滴注1小时。②甲酰四氢叶酸70毫克/平方米，第1～5天静脉滴注2小时。③5-氟尿嘧啶350毫克/平方米，第1～5天静脉滴注2～3小时。④每3周重复1次，共4个周期。

此方案用法简便，药价低廉，耐受性好，可供选用。

（3）紫杉醇+顺铂方案：①紫杉醇150～160毫克/平方米，第1天静脉滴注3小时，或紫杉醇70～80毫克/平方米，第1天和第8天静脉滴注2～3小时。②顺铂25毫克/平方米，第3～5天静脉滴注1～2小时。③每3周重复1次，共4个周期。

（4）伊立替康+顺铂方案：①伊立替康60～65毫克/平方米，第1天、第8天、第15天和第22天静脉滴注1.5小时。②顺铂或奈达铂25～30毫克/平方米，第1天、第8天、第15天和第22天静脉滴注1～2小时。③每6周重复1次，共2～4个周期。

如果把紫杉醇、伊立替康等新药组成的化疗方案用于术前化疗，可能会进一步提高术前化疗的作用。

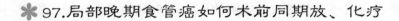

❋ 97.局部晚期食管癌如何术前同期放、化疗

由于同期放、化疗（CRT）的肿瘤控制作用高于单纯化疗或放疗，多数临床研究倾向术前同期放、化疗加手术，这对局部晚期食管癌患者有生存优势。

术前化疗方案多为顺铂+5-氟尿嘧啶、顺铂+紫杉醇，其次是顺铂+长春瑞滨、奈达铂+5-氟尿嘧啶，以及顺铂+伊立替康，放射治疗剂量为40～45戈瑞的常规分割（4～5周完成）。根据患者机体状态选一种方案，先诱导化疗2个周期后，再与放射治疗同时应用2个周期。放、化疗后4～5周手术。

综合术前放、化疗+手术与单纯手术对比研究，认为术前同期放、化疗对于局部肿瘤的控制和降低分期的作用是比较肯定的。虽然同期放、化疗毒性增加，但手术死亡率并不高。到目前为止，治疗食管癌尚无公认的标准治疗方案，但多数临床研究显示，局部晚期食管癌术前顺铂+5-氟尿嘧啶联合放射治疗及手术是一个可提高临床有效率和长期生存率较为现实可行的、有发展前景的、值得进一步研究的三联综合治疗模式，有可能会成为标准治疗方案。

❋ 98.局部晚期食管癌如何术后化疗

食管癌术后辅助化疗的目的主要是杀灭手术残留的肿瘤细胞及减瘤术后因副反馈作用而大量进入增殖周期的肿瘤细胞；消灭微小转移灶及主癌灶外的遗留癌灶和切缘阳性病灶，防止局部复发和远处转移，提高术后长期生存率。术后化疗用于：①癌已侵及食管黏膜下层的T_1N_0患者，如食管切除长度不足，伴有低分化或未分化，年龄小于40岁者。②癌侵及食管肌层的T_2N_0患者，伴有淋巴管、血管及神经浸润或切缘阳性者。③外侵严重或淋巴结转移者，$T_{3～4}N_0$或$T_{1～4}N_{1～3}$患者。④发现或可疑有远处转移的任何T、任何N的M_1患者。

治疗对象一般是Ⅱ期以上有高危复发因素的食管癌患者，治疗时机宜在术后3周左右加用联合化疗。故对Ⅱ期以上高危患者，可参照辅助治疗适应证，于术后3～4周开始术后化疗。

术后化疗方案多用顺铂+5-氟尿嘧啶、顺铂+甲酰四氢叶酸/5-氟尿嘧啶、顺铂+紫杉醇（或多西他赛），一般用4~6个周期。只要患者未接受术前放、化疗，则推荐以氟尿嘧啶为基础的化疗用于T_3N_0和高危的T_2N_0患者（低分化肿瘤、年轻人、有淋巴血管或神经血管侵犯者）。如术前曾接受化疗或放、化疗的患者，术后根据癌残留程度判断术前化疗或放、化疗的有效性，再决定是用原治疗方案或更换新方案进行行术后辅助治疗应是一个合理的治疗模式。

✱99.局部晚期食管癌如何术后放、化疗

术后放、化疗对于外侵明显或伴有淋巴结转移者如$T_{1\sim4}N_1$患者，可考虑于术后3~4周开始同期放、化疗。多数研究结果表明对于局部晚期食管癌患者行术后放、化疗优于单一手术及术后化疗。治疗方案多用顺铂+5-氟尿嘧啶+放射治疗，一般为同期放、化疗后再化疗4个周期。推荐以氟尿嘧啶为基础的放、化疗用于食管下段和胃食管连接处腺癌。

✱100.食管癌化疗期间的禁忌有哪些

很多食管癌或是其他肿瘤患者，对维生素C的防癌抗癌作用深信不疑，常自行服用维生素C。事实上，到目前为止很少有证据支持维生素C的防癌抗癌作用。相反，长期过量服用维生素C，还会出现头晕、乏力、腰痛、头痛等一系列不良反应。

化疗期间，如果大量补充维生素C会酸化尿液，不利于尿酸结晶溶解排出，易形成结石，导致血尿、肾绞痛，甚至加重肾功能损害。特别是对化疗敏感的肿瘤患者，如小细胞肺癌、恶性淋巴瘤、白血病等患者，往往主张多饮水以保证足够尿量，帮助尿酸结晶溶解，而不是补充维生素C。

萝卜叶、油菜、香菜、番茄等蔬菜因含丰富维生素C，常被推荐给肿瘤患者食用，以提高其免疫力。需要强调的是，饮食中获得的维生素C，基本可满足肿

瘤患者需要，不必再额外服维生素C类药物，特别是化疗期间，过量补充维生素C可削弱化疗药物的药效，影响化疗效果。

此外，合并痛风、高草酸尿症、糖尿病、血色病等病症的食管癌患者更不要乱补维生素C。伴有静脉血栓的肿瘤患者，因经常用抗血小板药，而维生素C可阻止阿司匹林排泄，增加血药浓度，因此对于该类患者来讲，在用药上切勿盲从，要依照医师的嘱咐进行正常食用。

✳ 101.电化学介入治疗食管癌有何优势

电化学介入是通过一根很柔软的电极导入肿瘤组织，直接杀灭肿瘤细胞，使肿瘤迅速缩小、食管迅速通畅，治疗后即可顺利吃饭。放置粒子支架可使肿瘤细胞完全失去繁殖能力，对正常组织没有伤害，同时撑开食管腔，使食物顺利通过。

（1）长久治疗：由于该肿瘤疾病较为复杂，治疗需要定时、重复、长期坚持的，在一些肿瘤疾病的治疗上，我们采取了这种在肿瘤供血的动脉内留置导管、皮下埋置泵的治疗食管癌的方法。

（2）截断供应：根据长期调查，发现肿瘤的生长需要的营养供应大多数来源于血液，血管供应越丰富的肿瘤生长的越迅速，而介入治疗食管癌将导管准确的放置到肿瘤供血的动脉内进行给药、栓塞，打击肿瘤组织，截断肿瘤供养的供给途径，以达到使肿瘤坏死、缩小的目的。

（3）疏通管路：该疾病会造成患者出现进行性进食困难，严重者会出现食管堵塞，影响营养的摄取，倘若浸润到气管会造成食管-气管瘘，患者会出现进食呛咳、发热、肺部感染引起的呼吸困难等一系列并发症。电化学介入治疗食管癌可疏通管路，缓解以上病症。

（4）改善症状：经过观察，还发现食管癌能够导致患者出现气道狭窄所造成的呼吸困难、憋气；上腔静脉压迫导致的头颈、颜面、上肢的水肿，呼吸困难等。电化学介入治疗食管癌可以改善以上症状。

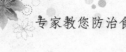
✻ 102.食管癌患者化疗后出现腹泻怎么办

食管癌患者化疗之后可能会出现腹泻，出现腹泻应该及时处理。

食管癌患者化疗后要少吃多餐；不要吃易引起腹泻和腹痛的含纤维多的食物，含纤维多的食物包括粗面包和麦片、蔬菜、豆类、干果、瓜果、爆米花、新鲜的和变干的水果，多吃含纤维少的食物，如精面包、精米、面条、奶油麦片、去皮的水果罐头、酸奶、鸡蛋、去皮的土豆泥或土豆片、蔬菜汤、去皮鸡肉和鱼肉等；避免用咖啡、茶、酒和甜食；避免吃油炸的、油腻的和辛辣的食物；如果牛奶和牛奶制品使你腹泻加剧，就不要食用；多吃含钾丰富的食物，如香蕉、橙子、土豆、桃子和杏仁；多喝饮料，补充腹泻损失的水分。

腹泻3～4天不见好转，需要输液来补充损失的水和营养。腹泻次数较多或年老体弱患者需要补充足够的能量，维持水及电解质平衡，尤其要防止低钾的发生；大便培养阳性者应予抗感染治疗，主要是针对大肠埃希菌感染。化疗药物引起的腹泻大多会自行缓解。

食管癌患者排便后应用温水及软性肥皂清洗肛门，并保持肛门干燥，表面涂氧化锌软膏，防止局部皮肤受损。

六、食管癌的放射疗法

✳ 103.食管癌放射治疗有哪些模式

　　放射治疗也是治疗食管癌的主要方法之一，它是以高速发射的电子、中子、质子等照射肿瘤，使肿瘤细胞内的遗传物质DNA分子遭到破坏而不能复制，癌细胞内的蛋白质不能合成，细胞发生变性坏死并丧失繁殖能力，使肿瘤退缩甚至消失，正常组织修复，达到治疗肿瘤的目的。

　　食管癌的放射治疗包括根治性和姑息性两大类。根治性放射治疗在于试图根治肿瘤，而姑息性放射治疗仅在于较短暂地减轻或解除某些症状。除了食管穿孔形成食管瘘，远处脏器转移，明显的恶病质或严重的心、肝、肾、肺等疾病之外，都可试行放射治疗。锁骨上区淋巴结转移、喉返神经麻痹、纵隔炎、较深的食管溃疡，严重的梗阻，病变较长等都不应视为绝对禁忌证，可以试行姑息治疗。某些病例可试行姑息治疗，当予以一定剂量后，如病变确有明显改善，也可以给予"根治剂量"。所谓"姑息治疗"和"根治治疗"的界线，有时也不很明确。

　　食管癌的照射方法包括外照射和腔内照射，术前放射和术后放射，放射治疗方案的确定，要根据病变部位、病变范围、食管梗阻的程度和患者身体状况而定。常见的放射治疗方式有同步放、化疗、术前和术后放（化）疗等。目前多主张放、化同步治疗以提高疗效。根治性的放射治疗或放、化疗主要应用于一般情况较好，食管病变较短且无明显外侵、无显著食管梗阻患者；对于有锁骨上和腹腔淋巴结转移的患者，尽管通常仍采用根治性放、化疗的手段，但大多只能达到姑息治疗的目的。

颈段及上胸段食管癌的治疗，因手术难度较大，目前主要靠放射治疗。胸中段手术与放疗效果相近，两种手段都可选用。唯手术对患者的心、肺功能要求较高，手术适应证较严。胸下段手术治疗略优于放射治疗，故应优先选择手术。尤其是同时侵及食管下段及贲门的病变，更应以手术为宜。

食管癌放射治疗的适应证较广，除了食管穿孔形成食管瘘、远处转移、明显恶液质、严重的心、肺、肝等疾病外，均可行放射治疗。如果患者合并糖尿病、结核病、冠心病等，必须积极治疗，控制好这些疾病以后方可进行放射治疗。三维适形放射治疗技术是目前较先进的放射治疗技术。如条件允许可用于食管癌患者，并用CT机来进行放射治疗计划的设计，确认和实施。

✳ 104.食管癌放射治疗的适应证是什么

放射治疗是食管癌的根治性治疗手段之一。作为一种局部治疗手段，放射治疗的根本目标是给予肿瘤组织（靶区）足够照射剂量，最大限度杀灭肿瘤细胞的同时最大限度地保护正常组织，即提高放射治疗增益比。随着医学影像学、计算机技术及放射物理学的快速发展，放射治疗技术取得了革命性的进步，已经从常规放射治疗迈进精确放射治疗时代。

对于早期食管癌，手术仍是基本的治疗方法，放射治疗主要用于不愿手术或因严重的心肺等内科疾病不能耐受手术的患者；对于不适合手术的局部晚期食管癌或局限于区域淋巴结的转移性病变，放射治疗是主要的治疗手段；对于有广泛远地转移的食管癌，姑息性放射治疗能够减轻肿瘤相关症状，缓解进食困难，提高患者生活质量，并在一定程度上延长患者生存期。

食管癌放射治疗具体的适应证如下。

（1）在食管癌早期或可以手术切除时，因患者伴发内科疾病如心脏病、高血压等不能手术或不愿手术者。

（2）若患者局部没有锁骨上淋巴结转移，无声带麻痹，可先采取术前放射治疗，有助于提高手术切除率。

（3）中、晚期食管癌患者无手术适应证，可行根治性放射治疗，或同步放、化疗，或后程超分割/加速超分割/同步化疗超分割治疗。

（4）手术后有淋巴结残存的患者可行术后放射治疗。

（5）患者有细胞学或病理学诊断标准，特别是表浅型食管癌患者。

（6）颈段食管癌的术前放射治疗。

（7）无穿孔前征象，无显著胸背痛的食管癌患者。食管癌穿孔前征象有：①尖刺突出。病变处尖刺状突出，小者如毛刺，大者如楔形。②龛影形成。为一较大溃疡。③憩室样变。形成与一般食管憩室相似，多发生在放射治疗后。④扭曲成角。食管壁失去正常走行，似长骨骨折后错位一样。⑤纵隔炎。纵隔阴影加宽，患者体温升高，脉搏加快，胸背痛。穿孔后预后很差，大部分患者于数月内死亡。

照射剂量及时间：通常照射肿瘤量为60～70戈瑞/6～7周。采用常规的放射治疗技术，应注意对肺、肾、心脏和脊髓的保护，以避免对它们的严重放射性损伤。

❋105.食管癌患者如何进行常规放射治疗

常规放射治疗是普通的二维放射治疗。通常由胸部CT和食管造影检查共同决定靶区范围，不能仅仅依靠食管造影结果。正式治疗前需拍摄正、侧位X线片进行体位验证。食管照射长度通常为肿瘤上下界外放3～5厘米。

常规的放射治疗是根据食管钡剂造影结果，在常规模拟机吞钡透视下，以病变的食管腔为中心点设计矩形照射野，采用的是直线加速器治疗机或^{60}Co治疗机进行等中心照射或固定源皮距照射。

颈段和胸上段食管癌可采用两前斜野等中心照射，机架角±50°～60°，射野宽度4.5～5厘米，采用30°楔形板；对于原发肿瘤横径大于5厘米、T$_3$病变、CT显示锁骨上或上纵隔有肿大淋巴结时，可对纵隔和锁骨上区进行单前野或前后对穿野等中心照射，肿瘤剂量为36～40戈瑞后改为分野照射以保护脊髓。

胸中段和胸下段食管癌采用一前野+两后斜野等中心照射，后斜野的机架角度约为±130°，射野宽度约5厘米，后界避开脊髓。对于原发肿瘤横径大于5厘米、T$_3$病变、CT显示纵隔有肿大淋巴结时，可前后对穿等中心照射，肿瘤吸收剂量为36～40戈瑞后改为斜野（通常右前左后对穿野）等中心照射，以保护脊髓。

单纯放射治疗的根治剂量为6～7周给予60～70戈瑞，姑息放射治疗剂量为5周内给予50戈瑞。同步放、化疗时放射治疗剂量国内一般采用6周内给予60戈瑞。

有报道显示利用单纯常规放射治疗手段治疗食管癌，临床缓解时间短，局部复发率高，5年生存率始终较低。常规放射治疗时，可能因食管钡剂造影无法显示食管管腔外肿瘤的大小、最大浸润深度，若以钡剂所显示的管腔为设野中心，可能会使部分肿瘤漏照。

由于食管癌常规放射治疗不良反应大、疗效较差，已逐渐被精确放射治疗替代。与常规放射治疗相比，精确放射治疗在体位固定、定位扫描、靶区勾画、计划设计及照射实施等过程进行了全面优化，目的是提高放射治疗增益比，使高剂量区与肿瘤（靶区）在三维形态上高度一致，剂量分布更加均匀、合理，正常组织和器官得到更好的保护。

✲ 106. 什么是食管癌的根治性放射治疗

食管癌的根治性放射治疗包括以下内容。

（1）适应证：局部区域性食管癌，一般情况较好，无出血和穿孔倾向。

（2）禁忌证：恶病质、食管穿孔、食管活动性出血或短期内曾有食管大出血者，同时合并有无法控制的严重内科疾病。

（3）放射治疗前的注意事项：放射治疗前应注意控制局部炎症，纠正患者营养状况，掐疗重睾内科夹杂症。放射治疗中应保持患者的营养供给，防止食物梗阻，进食后应多喝水，防止食物在病灶处贮留，导致或加重局部炎症，影响放射治疗的敏感性。

（4）照射范围和靶区的确定：①常规模拟定位。有条件者应在定位前用治疗计划系统（TPS）优化，根据肿瘤实际侵犯范围设定照射野的角度和大小。胸段食管癌一般情况下多采用一前二后野的三野照射技术。根据CT和食管X线片所见肿瘤具体情况，前野宽7～8厘米，二后斜野宽6～7厘米，病灶上下端各放3～4厘米，缩野时野能不变，上下界缩短到病灶上下各放2厘米。如果肿瘤较大，也可以考虑先前后对穿照射，缩野时改为右前左后照射。颈段食管癌一般仅仅设两个±60°角的前野，每个野需采用30°的楔形滤片。②三维适形放射治疗。参照诊断CT和食管X线片，在定位CT上勾画出可见肿瘤靶区，大野为肿瘤靶区前后左右外放1厘米左右，上下界为外放3～4厘米。缩野为前后左右不变，上下界缩短至外放2厘米。

根治性单纯放射治疗过程中，食管黏膜可出现水肿，加重咽下困难，对此可不作处理。继续照射，患者可出现咽下痛及胸骨后痛。宜对症处理一部分患者在放射治疗3～4周后，会产生气管炎性反应、干咳、痰少，可对症处理。

✳ 107.什么是食管癌伽玛刀放射治疗

伽玛刀又称立体定向伽玛射线放射治疗系统，是一种融合现代计算机技术、立体定向技术和外科技术于一体的放射治疗设备，将治疗机发出的射线几何聚焦，集中射于病灶，一次性、致死性的摧毁靶点内的组织，而射线经过人体正常组织几乎无伤害，并且剂量锐减，因此治疗照射范围与正常组织界线非常明显，边缘如刀割一样，人们形象的称之为"刀"。伽玛刀的上述特点，使其主要应用于小肿瘤和功能性疾病的治疗。食管为空腔脏器，使用伽玛刀大剂量照射食管癌容易导致食管穿孔、出血等严重并发症，临床上一般不推荐使用伽玛刀治疗食管癌。

❋108.食管癌患者如何进行三维适形放射治疗

三维适形放射治疗又称调强放射治疗，是利用CT图像重建三维肿瘤结构，通过在不同方向设置不同的照射野，采用和病灶形状一致的适形挡铅（准直器），使高剂量区的分布形状在三维方向上与靶区形状一致，是提高放射治疗增益比的有效手段。三维适形放射的出现改变了食管癌放射治疗的现状，使其从二维时代进入了三维精确放射治疗时代。

肿瘤放射治疗的理想境界是只照射肿瘤而不照射肿瘤周围的正常组织。随着计算机技术和肿瘤影像技术的发展，产生了肿瘤及其周围正常组织和结构上的虚拟三维重建及显示技术。在传统的放射治疗中，我们所做的放射治疗无法进行有效的验证，不知道靶区的剂量分布是否达到预期的效果。在三维计划系统中，可以在基于患者实体的虚拟图像上通过计算得出剂量分布的真实情况，对照射效果进行适时的评价并进行优化。这样就改善了放射治疗计划实施过程的精确性，最大程度的照射肿瘤，最好的保护肿瘤周围的正常组织。三维适形放射治疗是目前放射治疗的主流技术，适用于绝大部分的肿瘤。三维适形放射治疗提高了食管癌肿瘤区的剂量，减少了对周围正常组织的损伤，从而降低食管癌放射治疗引起的近期或远期并发症；此外，还可以改变食管癌的分割照射模式，提高单次照射剂量。

多数研究表明，食管癌接受60～70戈瑞照射的疗效优于不足60戈瑞，但即使给予60～70戈瑞的照射，食管癌局部未控或复发的概率依然很高，因此很多学者建议提高食管癌的放射治疗剂量来改善局部控制率，而三维适形放射治疗能满足肿瘤剂量在90%等剂量曲线以内并避开周围重要脏器。三维适形放射治疗能够提高靶区剂量并降低肺和心脏的受量。有人对29例食管癌患者进行三维适形放射治疗与常规放射治疗的研究显示，三维适形放射治疗能提高肿瘤靶区剂量并使周围正常组织得到保护。

✹ 109.什么是调强适形放射治疗

三维适形放射治疗技术及楔形板技术虽在控制脊髓剂量及肺受量方面较常规放射治疗有一定优势，但不能完全有效改善因深度不均匀造成的靶区剂量不均匀，尤其是食管病变下端容易产生低剂量区这一问题，调强适形放射治疗技术则可明显提高靶区内剂量的均匀性。调强适形放射治疗是在三维适形放射治疗基础上发展起来的，在标准直线加速器和螺旋CT机器上均可实施照射，在照射野与靶区外型一致的条件下，针对靶区的三维形状和周围正常组织器官与靶区的具体解剖关系，通过调节照射野内各点输出剂量率来确保靶区内部及表面剂量处处相等的适形照射方式，因此，调强适形放射治疗才是真正意义上的三维适形放射治疗技术。

调强适形放射治疗能够使计划靶区内的剂量分布较三维适形放射治疗更均匀，还可以在计划靶区边缘形成非常陡的剂量梯度，这意味着可以较大幅度地增加肿瘤局部剂量和减少正常组织的受量，当靶区形状很不规则，如凹形靶区，调强技术可很好控制肿瘤周围的危及器官组织的受量。调强适形放射治疗除可降低危及器官的受量及提高肿瘤计划靶区的剂量外，还可以对肿瘤高复发区域的局部加量。

调强适形放射治疗技术的特点，对临床上近似刚性结构（如头颅）、靶区活动度很小相对静止的病灶（如颅内肿瘤）来说，是近乎完美的照射技术。严格执行调强适形放射治疗规程，涉及靶区勾画、剂量优化、质量控制和计划实施等多个环节，需要一个训练有素的放射治疗技术团队。

✳ 110.什么是图像引导放射治疗

三维适形放射治疗和调强适形放射治疗可以产生高度适合靶区形状的剂量分布，达到剂量雕刻的效果，基本解决了静止、似刚性靶区的适形问题，但是，在食管癌放射治疗过程中存在以下不确定因素：分次内或分次间治疗时肿瘤本身出现容积变化，周围器官运动或形状改变，每次放射治疗过程中患者的摆位误差等，都会影响实际照射时的剂量分布，造成肿瘤的欠剂量和危机器官的过剂量照射。此外食管的位置受到呼吸运动和心脏搏动的影响，同时食管本身存在一定的蠕动等生理运动，这些因素均会导致食管肿瘤的移动。

图像引导放射治疗是继三维适形放射治疗和调强适形放射治疗之后的一新型放射治疗技术，是将放射治疗机和影像设备相结合，在分次治疗摆位时和治疗中采集图像和其他信号，并利用它们指导此次治疗和后续分次治疗。它能够减少放射治疗间靶区位移误差和摆位误差，监测和校正放射治疗时肿瘤和正常组织运动引起的误差，使照射野紧紧"追随"靶区，在三维适形放射治疗和调强适形放射治疗基础上进一步提高了射线施照的精确性，达到最大限度杀灭肿瘤的同时更好地保护正常组织器官的目的。图像引导放射治疗在常规加速器上增加锥形束CT，能够更好地追踪肿瘤靶区，在减少并最终消除放射治疗的不确定因素中起到重要作用。

✳ 111.什么是术前放射治疗

术前放射治疗是最早被应用于食管癌综合治疗中的方法，术前照射后癌细胞增殖活力降低，肿瘤原发灶缩小，肿瘤与周围器官的癌性粘连转变为纤维性粘连，易于手术切除而提高其手术切除率，术前照射还可使癌周小血管和淋巴管闭塞，减少手术造成的肿瘤扩散和转移的机会。适于肿瘤体积较大，有一定外侵或位置偏高之病例，估计手术不易切除或不易彻底切除者，通过术前放射治疗再做评估，可使一部分患者获得手术切除机会。

食管癌能手术的患者，术前放射治疗不是常规，但因局部病变晚使手术有困难者应行术前放射治疗，因为术前放射治疗：①能提高手术切除率，其放射治疗作用使瘤体缩小，淋巴结转移率下降。②不增加手术的死亡率及吻合口瘘的发生率。③能提高生存率，吻合口残端癌发生率下降。并且，放射治疗后如病理显示为重度放射治疗反应时，其5年生存率明显比中度或轻度放射治疗反应者好。

手术时发现淋巴结转移比例占50%左右，且术前放射治疗能降低淋巴结的转移率，淋巴结转移部位和转移比例的高低，与手术淋巴结清扫程度、清扫的范围和原发病变部位有关。因此，术前放射治疗应包括相应的淋巴结引流区，颈段和上段食管癌术前放射治疗建议包括双锁骨上区和中、下纵隔，因为在上述三野淋巴结清扫时发现锁骨上淋巴结转移率可高达46.3%；下段食管癌术前放射治疗时，重点应考虑包括膈下即胃左贲门旁淋巴结，因为至少有1/2的患者有膈下淋巴结转移。

照射野的宽度多为6~6.5厘米，前后对穿照射。虽然术前放射治疗肿瘤剂量达50戈瑞时重度放射治疗反应率高，但其5年生存率并不提高。其主要原因是手术并发症高。因此，中、下段食管癌术前放射治疗推荐肿瘤剂量40戈瑞较好。颈段或上段食管癌放射治疗剂量可达50戈瑞。

目前采用的放射剂量多为40戈瑞/20次·4周。放射治疗后再进行手术的时间过去多提倡为2~4周。随着放射生物学的进展。考虑到术前剂量放射治疗之后正是肿瘤干细胞加速再增殖的时间，在手术前休息的2~4周中残余肿瘤细胞增殖更快，建议缩短放射治疗后与手术间隔时间。根据作者多年来千例以上放射治疗后再手术的经验，放射治疗两周后组织水肿已基本消失，瘢痕组织也较易分离，术中无出现大出血风险，并发症与单一手术者无大的差异，因而认为应在放射治疗后2周即行手术治疗较为适宜。

✳112.什么是食管癌的术后放射治疗

食管癌术后放射治疗的目的，主要是消灭残存的癌细胞，减少复发和转移。

对姑息性切除后肿瘤残留、术后病理报告食管残端癌、切缘距肿瘤甚近、肿瘤切除后估计，可能有亚临床病灶残留者，应进行术后放射治疗。此类患者如不放射治疗，等到肿瘤复发后再治疗，预后极差。同时手术后残留肿瘤的血供差，如手术与放射治疗间隔时间太长，则纤维组织增加，血供进一步障碍，对放射治疗的抗拒性增加。所以切口愈合后立即放射治疗，消灭亚临床灶，术后照射量为50～55戈瑞。

研究表明，术后放射治疗有以下特点。

（1）食管癌根治性手术后，一旦出现癌复发或转移，再做放射治疗疗效不佳，但如果做预防性术后放射治疗其结果远比等到复发、转移再做放射治疗好。

（2）姑息性手术后，因食管邻近器官有残留而放射治疗效果好。

（3）因转移淋巴结残存而做术后放射治疗者效果差。

（4）肿瘤未能切除仅行探查手术者，术后放射治疗可使部分患者得到长期生存。

（5）吻合口残存癌中，浸润性癌术后放射治疗有益。

（6）单做术前放射治疗，手术未能切除者，预后不良，1年生存率6%，补加术后放射治疗有可能提高生存率。

✳ 113.食管癌放射治疗的反应有哪些

（1）食管反应：照射肿瘤量为10～20戈瑞/1～2周时，有轻度的食管黏膜反应，30～40戈瑞/3～4周时，食管黏膜充血、水肿进一步加重，表现为咽下困难、吞咽痛加重，轻者可不做处理，重者予抗菌素激素减轻反应治疗，必要时补液营养支持治疗。个别严重者需暂停放射治疗，此时需对患者及其家属做好解释工作，避免误解使病情加重。

（2）气管反应：咳嗽，多为干咳，痰少，以对症处理为主。

✳ 114.食管癌放射治疗的合并症有哪些

（1）出血：发生率约为1％。应在选择患者时，对那些有明显溃疡，尤其是有毛刺状突出的较深溃疡者，应特别谨慎，减少每次照射剂量，延长总治疗时间，在放射治疗过程中，应经常X线钡剂观察。

（2）穿孔：发生率约为3％，可穿入气管，形成食管气管瘘或穿入纵隔，造成纵隔炎症。

（3）放射性脊髓病：放射性脊髓病是头、颈、胸部恶性肿瘤放射治疗的严重并发症之一。潜伏期多在照射后1～2年。

✳ 115.放射治疗不会使食管癌转移

癌细胞离开原发肿瘤，通过各种途径"跑"到其他部位就是转移。转移是恶性肿瘤的一大特性，食管癌也不例外。但癌肿转移后要在新的部位生长并不容易。在癌肿患者的血液中找到癌细胞是常见的。平时静脉压的突然变化如咳嗽，手术中对肿瘤的挤压、牵拉，临床检查者的触摸，以及附在手术刀上的肿瘤细胞均可使癌细胞发生脱落转移。但实际上多数转移的癌细胞是不能生长的。

实验证明，在癌细胞群中有转移生长能力的不到万分之一。多数癌细胞转移后均自行消失或被正常组织的巨噬细胞所吞噬。只有转移的癌细胞是有繁殖力的癌细胞群时，才会牢牢地附着在一处（通常在末梢血管），有能力透过血管壁（多数是薄壁血管，如静脉），再制造分泌毒性物质如蛋白水解酶，来破坏正常组织抵抗肿瘤入侵的能力，而侵入正常组织，逃避正常组织的免疫监视和攻击，才能繁殖生长。所以，末梢血管丰富、血管壁较薄的脏器如肺、肝、骨、脑等处肿瘤容易转移生长；曾经受过创伤的部位，炎症、血肿形成，局部氧压降低的组织也有利于癌细胞的入侵。

放射治疗没有挤压牵拉等暴力行动，不会促使癌细胞脱落；即使放射治疗初期发生的暂时充血，也不比日常生活中的物理刺激大，对癌细胞的脱落不会发生重大的影响。更重要的是细胞受放射线照射后生长能力明显下降，照射过的癌细胞即使转移也不能再生长。现已确认，手术前的放射治疗能减少手术中的肿瘤播散和种植，所以放射治疗非但不会使癌肿转移，相反还能起到防止的作用。

116.什么是食管癌的放、化疗综合治疗

（1）放射治疗前化疗：晚期食管癌失去手术机会，单纯放射治疗效果差，而放、化疗综合治疗可明显缓解症状，提高生存率。放射治疗前的化疗较单纯放射治疗不仅可治疗原发灶、肿块缩小，同时全身的隐匿灶得到早期的治疗，有效的化疗联合放射治疗进一步增加局部病灶的控制，少未控和复发，不仅改善近期疗效，且能提高远期生存率。

（2）同时放、化疗：某些化疗药物有放射治疗增敏作用，根据近期各家研究的报道，同时用放射治疗、化疗者，预后优于单纯放射治疗。但不良反应较大。

✳117.食管癌放射治疗有哪些并发症

（1）放射治疗急性不良反应：包括乏力、食欲缺乏等全身反应和急性放射性食管炎、气管炎等。应在治疗过程中仔细观察相关症状，加强对症处理及营养支持治疗。

（2）食管穿孔：特征是胸骨后疼痛、脉速、发热、出血等，如食管穿孔至气管则有进食进水明显呛咳发生。食管穿孔可经食管造影或胸透证实，一旦发生应停止放射治疗，积极处理，在置食管支架或胃管后可试行恢复放射治疗。

（3）放射性肺炎和肺部纤维化：是潜在的严重并发症，应以预防为主，尽量降低肺的受照剂量。

（4）食管狭窄：食管癌放射治疗最常见的慢性并发症是食管狭窄。发生狭窄时应注意排除肿瘤复发可能。

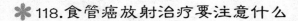

✱118.食管癌放射治疗要注意什么

（1）在治疗前完成必要的辅助检查和全面的治疗计划。除胸腹部CT（或MRI）、食管造影外，食管腔内超声、PET-CT等检查均有助于制订合理的放射治疗计划。

（2）应在外科、放射治疗科、肿瘤内科共同研究和（或）讨论后决定食管癌患者的治疗方案。

（3）放射治疗前应积极改善患者的营养状态，治疗期间也应予以细心的观察、积极的支持治疗和对症处理。

（4）术后放射治疗设计应参考患者手术病理报告和手术记录。

七、食管癌的中医疗法

✳ 119.中医如何认识食管癌

　　食管癌在中医学的称谓不一，有"噎膈""反胃""关格""癥积"等。中医对食管癌的认识源远流长，公元前2世纪成书的《黄帝内经》首次记载了本病，首先提出与患者本身之津液有关。如《素问·阴阳别论》中说："三阳结谓之隔。"又指出与精神因素有密切关系；如《素问·通评虚实论》说："膈塞闭绝，上下不通，则暴忧之病也。"之后，历代医家在临床实践中进行摸索探讨，提出众多论点，增加辨证论治层次。如《诸病源候论》陈五噎（气、忧、食、劳、思）之说，述五膈（忧、寒、热、气、恚）之论。徐灵胎认为："噎膈之症，必有瘀血、顽痰、逆气，阻隔胃气使然。"《景岳全书》指出本病与"酒色过度伤阴"有关。《医宗必读》则认为："大抵气血亏损，复因悲、思、忧、恚，则脾胃受伤，血液渐耗，郁气生痰，痰则塞而不通，气则上而不下，妨碍通道，饮食难进，噎塞渐由成也。"《慎斋遗书》中说"七情所伤，郁结而成"。各家之论，详述了病因、病机，为后世的研究和发展奠定了基础。《类证治裁》中说："噎者，咽下梗塞，水饮可行，食物难入，由痰气之阻于上也。膈者，胃脘窄隘，食下拒痛，由血液之槁于中也。"《医学心悟》中说："凡噎膈症，不出胃脘干槁四字。槁在上脘者，水饮可行，食难入。槁在下脘者，食虽可入，久而复出。"而叶天士更明确指出，噎膈由于"食管窄隘使然"，乃与西医学相接轨。因而，噎膈的病位在于食管胸膈之间胃口之上，食物未曾入胃，并以食不下或食入即吐为主症。

总之，噎膈的发生，不外忧思气结、酒色伤阴、膏粱厚味，损伤脾胃，久而动冲脉之火，而肝火、脾火、肾火蜂起响应，郁而成毒，消烁津血，致令精血衰耗，胃脘枯槁，是发病之本。至于气郁血阻，久郁成火，液凝成痰，痰火胶结，气血凝固，与毒相搏，妨碍通道，饮食因而难入，是为发病之标。故本病属本虚标实，虚实错杂，治疗颇为棘手。

✳120.食管癌的病因病机是什么

中医学认为，食管癌的病因病机有以下5个方面。

（1）气滞：早中期多见，多因情志不舒，忧思郁怒，或饱食不节、寒热不适，引起肝郁气滞，津液聚而为痰、痰气交阻食管而成。

（2）痰凝：多见于食管癌晚期，情志郁怒，饮信不节而致。如过食肥甘油腻辛辣之品，嗜酒过度，或助湿化热，酿成痰浊，日久痰热互结，或积热消阴，津伤血燥，食管失于濡润，而发噎膈。

（3）血瘀：热毒血瘀可见于各期食管癌，"气为血之帅，血为气之载体"，由于气机郁滞而引起血行不畅，气滞血瘀，痰湿不化，痰凝交结，积聚而成。

（4）热毒：酒色过度，七情所伤，误服辛燥药，俱令津血亏虚，相火渐炽，日久成毒、灼伤食管而成。

（5）体虚：先天禀赋不足，或高年衰老，阴阳不和，水火失调，正不胜邪，瘤邪乘虚侵入而成。

❊ 121.中医如何辨证治疗食管癌

辨证论治是中医学治疗食管癌的主要方法。食管癌的辨证分型治疗国内报道甚多，各家分型方法虽不一致，但大同小异，大都由阴阳气血、虚实寒热及脏腑功能出发，从不同角度反映了食管癌病情演变的某些规律。临床应根据病程发展的不同阶段，不断发展变化的机体功能状态，气、痰、虚和舌象、脉象等的不同症候表现，噎、痛、吐、弱的主要症状及现代检查技术的客观结果，把辨证与辨病，整体症候与局部病理指征结合起来，针对每个患者的不同病理、症型，灵活准确地辨证施治，提高临床治疗效果。治法则以开郁理气、滋阴润燥为原则，并根据标本虚实之轻重缓急辨证论治。总之应投以轻润和降之品，步步顾胃气、护津液，方为治本之法。

（1）痰气交阻：吞咽梗阻，胸脘满闷或疼痛，嗳气或呃逆，或呕吐痰涎及食物，口干咽燥，大便艰涩，形体日渐消瘦，舌质偏红、苔黄腻，脉沉细而滑。治宜开郁化痰，润燥降气。方用启膈散加减：丹参、郁金、茯苓、沙参各15克，川贝12克，荷叶蒂、砂仁各6克。沙参、川贝母、茯苓润燥化痰，荷叶蒂和胃降逆。若胸膈满闷较重者，可加全瓜蒌、陈皮、半夏、天南星以助化痰之力；口干咽燥甚者可加麦冬、玄参、天花粉以增润燥之效；若郁久化热，心烦口干者可加栀子、黄连、山豆根以清热除烦；若津伤便秘可配增液汤加白蜜，以助生津润燥之力；若胃失和降，泛吐痰涎者加半夏、陈皮、旋覆花以和胃降逆。还可溶证选用四七汤、温胆汤、导痰汤等方。

（2）津亏热结：吞咽梗涩而痛，固体食物难入，汤水可下，日渐消瘦，口干咽燥，大便干结，五心烦热，舌质红干，或带裂纹，脉弦细数。治宜滋阴润燥，泻热散结。方用沙参麦冬汤加减：沙参、麦冬、玉竹、天花粉各15克，桑叶、白扁豆各12克，甘草6克。方中沙参、麦冬、玉竹滋养津液，桑叶天花粉养阴泻热，白扁豆、甘草安中和胃。可加玄参、生地黄、石斛以助养阴之力，加栀子、黄连、黄芩以清肺胃之热。若肠燥失润，大便干结，可加火麻仁、瓜蒌仁、何首乌润肠通便；若腹中胀满，大便不通，胃肠热盛，可用大黄甘草汤泻热存阴，但应中病即止，以免重伤津液；若胃火盛，饮食格拒不入者，加黄连、栀子、竹茹泻热降火；若食管干涩，口燥咽干，可饮五汁安中饮以生津养胃。

（3）痰瘀互结：吞咽梗阻，肋骨后或剑突下疼痛，泛吐黏痰；面色晦黯，形体消瘦；肌肤甲错，舌质黯有瘀斑，苔腻，脉沉涩。治宜软坚化痰，滋阴活血。方用通幽汤加减：生地黄、熟地黄各15克，桃仁、槟榔各12克，当归10克，红花、升麻各6克。方中桃仁、红花活血祛瘀，破结行血；当归、生地黄、熟地黄滋阴养血润燥；槟榔下行破气滞而化痰，升麻升清阳而降浊阴，一升一降，其气乃通，噎膈得开。可加乳香、没药、丹参、赤芍、三七、三棱、莪术破结行瘀，加海藻、昆布、瓜蒌、贝母、玄参化痰软坚，加沙参、麦冬、白芍滋阴养血。若胸膈胀痛，血瘀甚者可用血府逐瘀汤加水蛭、虻虫、土鳖虫；若服药即吐，难于下咽，可先服玉枢丹，然后再服汤剂；呕吐痰涎者，加生姜汁、莱菔子；痰多者，加竹沥、姜汁、海浮石；气虚者加党参、黄芪。

（4）气虚阳微：吞咽梗阻，饮食不下，面色苍白，精神疲惫，形寒气短，泛吐涎沫，面浮足肿，腹胀，舌苔淡白，脉细弱。治宜温补脾肾，益气回阳。温脾方用补气运脾汤，温肾方用右归丸。补气运脾汤：黄芪30克，白术、茯苓、陈皮各15克，半夏12克，人参（冲兑）10克，砂仁、甘草各6克。方中以人参、黄芪、白术、茯苓、甘草补脾益气，砂仁、陈皮、半夏和胃降逆。可加旋覆花、赭石降逆止呕，加附子、干姜温补脾阳，若气阴两虚加石斛、麦冬、沙参以滋阴生津。右归丸：附子（先煎）6克，肉桂（后下）1.5克，鹿角胶、菟丝子各32克，当归10克，杜仲、熟地黄、山茱萸、山药、枸杞子各15克。方中附子、肉桂、鹿角胶、杜仲、菟丝子补肾助阳，熟地黄、山茱萸、山药、枸杞子、当归补肾滋阴。若中气下陷，少气懒言可用补中益气汤；若脾虚血亏，心悸气短可用十全大补汤加减。噎膈至脾肾俱败阶段，一般宜先进温脾益气之剂，以救后天生化之源，待能稍进饮食与药物，再以暖脾温肾之方，汤丸并进，或两方交替服用。

以上方药，水煎服，每日1剂。分2～3次服。1个月为1个疗程，一般连用2～3个疗程。由于本病症情复杂，加之患者体质各异，典型的单一症型并不多见，往往是兼夹为患，故临床辨证还需根据患者的具体情况及疾病所处的不同阶段，详察病情，四诊合参，谨司病机，圆机活法，随症加减用药，方能取得较好疗效。

❋ 122.食管癌患者可选用哪些中成药

（1）肝气郁滞型：①逍遥丸，每次6～9克，一日3次，空腹温开水送服。②柴胡疏肝丸，每次6～9克，一日2～3次，温开水送服。

（2）瘀血凝滞型：①平消片，每次4～8片，一日3次，温开水送服。可与手术治疗或放射治疗、化疗同时进行。②西黄丸（胶囊），水丸剂每次3克，或胶囊剂每次4～8粒，均为一日2次，温开水送服。③玉枢丹，每次1～3锭，一日2次，温开水送服。

（3）脾虚痰湿型：①香砂六君丸，水丸剂每次6～9克，浓缩丸每次12丸，均为一日2～3次，饭前温开水送服。②消食化痰丸，每次9克，一日2次，温开水送服。

（4）郁火旺盛型：①六味地黄丸，每次1丸，一日2次，温开水送服。②复方天仙胶囊，每次2～3粒，一日3次，饭后30分钟用蜂蜜水或温水送下，吞咽困难者可将药粉倒出服用。30天为一疗程，停药3～7天再继续服用。

（5）其他：食管癌患者手术或放射治疗后如见恶心纳差、脘胀便溏，可选用以下中成药。①香砂六君丸，水丸剂每次6～9克，浓缩丸每次12丸，均为一日2～3次，饭前温开水送服。②小半夏合剂，每次10～15毫升，一日口服3次。③参芪片，每次4片，一日3次，温开水送服。

若见形瘦体质虚弱、神疲乏力、口干气短、大便偏干、舌红等症状，可选用扶助正气的中成药：①贞芪扶正冲剂，每次1袋，一日2～3次，开水冲服。②生脉饮（胶囊），合剂每次10毫升，一日3次。胶囊剂每次3粒，一日3次，温开水送服。若有胸部疼痛时可选用金佛止痛丸，每次5～10克，一日2～3次，痛时温开水送服。

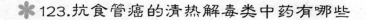

❋ 123. 抗食管癌的清热解毒类中药有哪些

药性寒凉，以清除热毒之邪、消除肿毒为突出作用的药物，称为清热解毒药。现代研究证明清热解毒药物一般对动物移植性肿瘤有抑制作用，并具有杀菌、消炎、抑制病毒、排毒和退热等作用。中医药治疗食管癌最常用的是清热解毒类的中草药，大凡用于解毒攻邪的多属于这类药物。经大量的中药筛选，有抗肿瘤活性物质的也以清热解毒类中药为多。清热解毒药适用于食管癌等癌症症见壮热、烦渴、溲赤便秘，舌质红、苔黄，脉数等热毒壅盛之象者。

（1）白花蛇舌草：为茜草科耳草属1年生小草本植物白花蛇舌草的全草。主要含有生物碱、强心苷、黄酮类、蒽醌类、香豆精类、蛇舌草素等成分，其抗癌活性成分白花蛇舌草素。白花蛇舌草味甘、淡、寒凉。具有清热解毒、活血化瘀、消肿利尿、止痛的功效。适用于食管癌、胃癌、直肠癌、肝癌、乳腺癌、子宫颈癌、肺癌、膀胱癌、鼻咽癌、淋巴肉瘤等。现代研究表明：白花蛇舌草素对小白鼠肉瘤180有显著抑制作用，对小鼠前胃鳞状上皮癌变的抑制率为47.2％。白花蛇舌草素能显著增强机体的免疫力，表现为网状细胞显著增生，细胞体积增大，胞浆丰富，能明显地增强网状细胞及白细胞的吞噬能力，能刺激嗜银物质倾向于致密化改变，显示免疫过程中机体防御性升高，对防止肿瘤的扩散有一定意义。治食管癌方：白花蛇舌草70克，薏苡仁30克，黄药子9克，乌药、龙葵各3克，乌梅6克，三七1.5克。水煎服，一日1剂。

（2）白鲜皮：为芸香科多年生草本植物白鲜的根皮。主要含有白鲜碱、白鲜内酯、茵芋碱、崖椒碱、前茵芋碱、柠檬苦素、黄柏酮、谷甾醇、酚性物质、皂苷、岑皮酮、胡芦巴碱等成分。白鲜皮味苦，性寒。具有清热解毒，祛风燥湿的功效。适用于食管癌、皮肤癌、恶性淋巴瘤皮肤病变、肝癌、胆囊癌、胃癌、肺癌、宫颈癌、膀胱癌等具有下焦湿热证候者。现代研究表明：白鲜皮对小鼠肉瘤180有一定的抑制作用。从白鲜皮乙醚提取中分离得到岑皮酮为其体外抗癌的有效成分。白鲜皮治食管癌方：白鲜皮、山豆根、败酱草、夏枯草各120克，黄药子、草河车各90克。共研细末，炼蜜和丸，丸重9克，每次1～2丸，一日服3

次。能缓解食管癌症状，有近期疗效。

（3）白英：为茄科多年蔓生草本植物白英的全草及同属植物苦茄的全草。主要含白英碱、苦茄碱等成分。白英味微苦性寒，有小毒；具有清热解毒，利湿消肿的功效。适用于食管癌、胃癌、肺癌、声带癌、膀胱癌、肝癌、乳腺癌、宫颈癌、绒毛膜癌、海绵状血管瘤等。现代研究表明：白英对小鼠肉瘤180、子宫颈癌14、艾氏腹水癌皮下型、大鼠瓦克癌256有抑制作用。现代临床用白英为主药的"复方龙蛇羊泉汤"治疗食管癌、宫颈癌，胃癌、膀胱癌等取得一定效果。有人认为本品具有良好的止癌痛的功效，可缓解或解除之。白英有小毒，过量可引起恶心呕吐、眩晕，甚则瞳孔散大、肌肉抽搐、全身性衰弱等中毒反应。

（4）板蓝根：为十字花科植物菘蓝或马蓝、草大青的根茎及根。主要含有的靛苷有效抗癌成分，尚含靛红、谷甾醇、动力精等成分。板蓝根味苦，性寒。具有清热、解毒、凉血的功效。适用于食管癌、肝癌合并肝硬化、白血病、急性白血病、鼻咽癌等。现代研究表明：板蓝根对人脐血白细胞干扰素有明显的诱生作用，其效价超过新城鸡瘟病毒4倍以上。干扰素目前已证实是一种抗癌药辅助强化剂，可使抗癌药的效率提高6倍之多。

（5）冬凌草：为唇形科香茶菜属多年生草本植物碎米桠的全草。主要含有挥发油、生物碱、单萜、倍半萜、二萜及三萜等多种萜类化合物。其抗癌有效成分是从二萜类中分离出的一种含量较高并具有强苦味的物质，称为冬凌草素，又可分为冬凌草甲、乙、丙、丁及戊素。冬凌草味苦、甘，性寒凉；具有清热解毒、散瘀消肿的功效。适用于食管癌、贲门癌、肝癌、乳腺癌、肺癌、直肠癌、甲状腺癌等。现代研究表明：冬凌草甲素及乙素对人体肝癌细胞株及人体食管癌细胞均有较强的杀伤作用。现代临床用冬凌草的粗制剂及冬凌草甲素治疗食管癌有肯定的疗效，对早期食管癌的疗效较为明显，与化疗药物合用时对中、晚期食管癌也有较好疗效。此外，冬凌草制剂对食管癌前期病变有明显的抑制作用。少数患者内服冬凌草后有轻度腹痛、腹胀、肠鸣、腹泻、恶心、呕吐等现象。

（6）杠板归：为蓼科多年生蔓性草本植物杠板归的全草或根。主要含有靛苷、黄酮苷、蒽苷、强心苷、酚类、氨基酸、有机酸、鞣质、大黄素、大黄酚等成分。杠板归味酸、苦，性平。具有清热解毒、消肿的功效。适用于食管癌、胃癌、肝癌、肠癌、乳腺癌、前列腺癌、睾丸胚胎瘤，以及癌症放、化疗后白细胞减少症。现代研究表明：杠板归对多种移植性肿瘤有抑制作用。体外噬菌体法试验表明杠板归有抗癌活性。

（7）黄连：为毛茛科多年生草本植物黄连、三角叶黄连或云连的根茎、根须及叶。主要含有小檗碱（即黄连素）、甲基黄连碱、棕榈碱、掌叶防己碱、黄柏酮、黄柏内酯等成分。黄连味苦，性寒。具有清热燥湿、泻火解毒的功效。适用于消化道肿瘤、唇癌、外耳道或中耳癌、宫颈癌、舌癌及肿瘤并发感染属热毒、湿热内盛者。现代研究表明：黄连抑制癌细胞主要是抑制癌细胞的黄酶及核酸合成。黄连治食管癌方：黄连、半夏、白豆蔻、人参、茯苓、竹茹各6克，生姜水煎，饮服。黄连大苦大寒，过量或久服，易伤脾胃；凡属脾胃虚寒证者不宜服。

（8）龙葵：为茄科1年生草本植物龙葵的全草。全国各地均有分布。主要含有龙葵碱、茄边碱、茄鲜碱、茄微碱、茄达碱等生物碱、维生素A、维生素C及皂苷元等成分。龙葵味苦、微甘，性寒，有小毒。具有清热解毒，散结利水的功效。适用于食管癌、胃癌、肝癌、肺癌、乳腺癌、喉癌、声带癌，膀胱癌、脑肿瘤、宫颈癌、卵巢癌，纤维肉瘤及癌性胸、腹水等。现代研究表明：龙葵对艾氏腹水癌、淋巴性白血病615、肉瘤180、肉瘤37等肿瘤细胞均有抑制作用。现代临床上有人用本品全草煎剂或注射剂治疗食管癌、子宫颈癌、乳腺癌、肺癌、肝癌等多种癌症，结果可增加食欲，使病情缓解。龙葵有轻度毒性，久服、多服可引起白细胞下降及肝功能损害，可引起头痛、腹痛、呕吐、腹泻、瞳孔散大，甚至昏迷等不良反应。

（9）马蔺子：为鸢尾科植物马蔺的种子。主要含有马蔺子甲素，具有抗癌作用。马蔺子味甘，性平。具有清热解毒、止血利湿的功效。适用于食管癌、肝癌、宫颈癌、卵巢癌、直肠癌、扁桃体癌、阴茎癌、淋巴肉瘤、白血病等。现代研究表明：马蔺子甲素具有广谱抗癌作用，其抗癌机理是抑制癌细胞的DNA的合成。免疫实验说明马蔺子甲素能增强非特异性免疫吞噬功能，促进细胞免疫。马蔺子素还有显著的放射治疗增敏作用，且毒性低，无骨髓抑制。有人用马蔺子素胶囊合并放射治疗食管癌，能促进肿瘤的消退，提高肿瘤的局部控制率，放射治疗增敏效果明显。

（10）墓头回：为败酱科败酱属多年生草本植物异叶败酱及糙叶败酱的根或全草。主要含有皂苷及挥发油。墓头回味苦、涩、微酸，性寒。具有败毒抗癌、清热燥湿、收涩止血、止带、截疟的功效。适用于食管癌、胃癌、宫颈癌、宫体癌、大肠癌、白血病、肝癌及恶性淋巴瘤等。现代研究表明：墓头回口服给药对肉瘤180有明显疗效，局部注射可致小鼠实体型癌的局部瘤组织逐渐变硬变干，从根部脱落，溃疡面逐渐修复而愈。现代临床报道墓头回对食管癌、胃癌有疗效。

（11）木芙蓉：为锦葵科落叶灌木或小乔木植物木芙蓉的花及叶。主要含有黄酮苷、芸香苷、绣线菊苷、酚类、氨基酸、鞣质及还原糖等成分。木芙蓉味辛，性凉。具有清热解毒、消肿排脓、凉血止血的功效。适用于食管癌、胃癌、肺癌、乳腺癌、皮肤癌等。现代研究表明：木芙蓉对胃癌细胞敏感。

（12）牛黄：为牛科动物黄牛或水牛胆囊、胆或肝管中的结石。主要含有胆红素、胆酸、脱氧胆酸、胆甾醇、麦角甾醇、脂肪酸、卵磷脂、多种氨基酸及微量元素等成分。牛黄味苦，性凉。具有清热解毒、息风解痉、化痰开窍的功效。适用于食管癌、肝癌、胃癌、胰腺癌、脑肿瘤及鼻咽癌等。现代研究表明：牛黄对小白鼠肉瘤37、肉瘤180有明显抑制作用。对艾氏腹水癌（实体型）有一定的抑制腹水癌细胞分裂的功能。牛黄治食管癌方：人工牛黄6克，硇砂3克，板蓝根30克，猫眼草30克，制南星9B，威灵仙60克。制成浸膏干粉，一日服4次，每次1.5克。孕妇慎用。非实热证不宜。

（13）佩兰：为菊科植物兰草或同科的大麻叶泽兰的全草。主要含有对-异丙基甲苯、乙酸橙花醇酯、泽兰苦碱、泽兰苷等成分。佩兰味辛，性平。入脾、胃经。具有化湿利水、解暑止呕、杀蛊毒的功效。适用于食管癌、贲门癌梗阻、肺癌有伏热、各种癌症。现代研究表明：佩兰乙醇提取物对肿瘤细胞有极强的抑制作用，泽兰苦碱对小鼠固体瘤有抑制生长的作用。佩兰治疗食管癌方：佩兰、粉防己、半夏各12克，降香24克，乌梅15克，陈皮9克，炮穿山甲（代）4.5克。每日1剂，水煎服。

（14）蒲公英：为菊科多年生草本植物蒲公英的全草及其多种同属植物的带根全草。主要含有蒲公英甾醇，蒲公英赛醇、蒲公英苦素、咖啡酸、肌醇、皂甙、菊糖、脂碱等成分。蒲公英甾醇有抗癌活性。此外，蒲公英含有的多糖类成分也参与了协同抗癌作用。蒲公英味苦、甘，性寒。具有清热解毒、利湿散结的功效。适用于食管癌、肝癌，胃癌，肺癌、胸腺癌、乳腺癌、宫颈癌、结肠癌，白血病、牙龈癌，喉癌、硬腭癌、膀胱癌、淋巴腺癌等。现代研究表明：蒲公英热水浸出物，对小鼠肉瘤180有明显治疗效果。其热水提取物为多糖物质，具有宿主调节抗癌作用，是一种免疫促进剂。对移植性人体肺癌细胞有明显抑制作用。蒲公英用量过大，可致胃肠道反应如恶心、呕吐、轻度腹泻等。

（15）千里光：为菊科植物千里光及峨嵋千里光的干燥地上部分。主要含有菊科植物千里光含大量的毛茛黄素、菊黄质及少量β胡萝卜素、生物碱等；峨嵋千里光中分离出2种具有抗癌活性的生物碱。千里光味苦甘，性寒。具有清热解毒的功效。适用于食管癌前期，肺癌合并感染者，膀胱癌。现代研究表明：峨嵋千里光生物碱A对瓦克氏癌256、肉瘤180、白血病615、宫颈癌14等有抑制作用。千里光属植物甚多，仅我国就有200多种。但有一定的毒性。

（16）青黛：为爵床科马兰属植物马兰、豆科木兰属植物木兰、蓼科蓼属植物蓼兰或十字花科大青属植物菘兰、草大青等茎叶，经加工而得色素粉末状物。主要含有靛蓝、靛玉红、β谷甾醇、微量元素硒、铜、锌、锰等。靛红玉是抗癌有效成分。青黛味咸，性寒。具有清热解毒、凉血消斑的功效。适用于食管癌、肺癌、肝癌、宫颈癌、乳腺癌，慢性粒细胞白血病等。现代研究表明：靛红玉是抗癌有效成分，板蓝根中亦含此物质。

（17）拳参：为蓼科多年生草本植物拳参的根茎。主要含有大量鞣质、没食子酸、儿茶素、黄酮类物质、羟基甲基蒽醌、维生素C、树胶、微量元素等成分。拳参味苦性微寒，有小毒。具有清热解毒、凉血止血的功效。适用于食管癌、肠癌、肝癌、头颈部癌、乳腺癌、恶性淋巴瘤及白血病等。现代研究表明：拳参对小鼠肉瘤180有抑制作用。拳参含有大量鞣质，如大剂量用于煎剂则常可使其他药物的吸收受到影响。

（18）山豆根：为豆科植物柔枝槐的根。主要含有苦参碱、氧化苦参碱、臭豆碱、甲基野靛碱、生物萄及黄酮类化合物、广豆根素、槐树素、紫檀素、广豆根酮等成分。山豆根味苦，性寒。具有清热解毒、消肿止痛的功效。适用于食管癌、肝癌、咽喉癌、肺癌，舌癌。宫颈癌、膀胱癌、滋养叶细胞癌、白血病等多种癌症。现代研究表明：山豆根所含成分苦参碱、氧化苦参碱对小鼠肉瘤180、艾氏腹水癌、宫颈癌14、肉瘤37和大鼠的实体型、腹水型吉田肉瘤，以及腹水型肝癌均呈抑制作用，延长生存期；山豆根对小鼠前胃鳞状上皮癌变的阻断实验表明其癌变抑制率为30.3%。山豆根治食管癌方：山豆根10克，旋覆花10克，赭石20克，莱菔子15克，郁金10克，瓜蒌20克，刀豆子15克，草河车20克，陈皮10克。山豆根苦寒，不宜用于脾胃虚寒、少食、便溏者。剂量超过30克，则能引起呕吐、腹泻、胸闷、心悸、白细胞下降等中毒反应。

（19）藤梨根：为猕猴桃科猕猴桃属植物猕猴桃的根。主要含有维生素C、猕猴桃碱、糖类、色素及氨基酸等成分。藤梨根味苦、涩，性凉。具有清热解毒、活血消肿的功效。适用于食管癌、胃癌、肠癌、肝癌、肺癌、上颌窦癌、白血病、乳腺癌等。现代研究表明：藤梨根有抗噬菌体的作用，提示有抗肿瘤活性的作用。对消化系统的实验性动物肿瘤的抑制作用比较明显，对小鼠肉瘤180、子宫颈癌14有抑制作用。少数患者服用藤梨根后可出现皮肤瘙痒、皮疹、呕吐、腹胀等不良反应，但停药后即能自愈。

（20）天葵：为毛茛科多年生草本植物天葵的块根。主要含有生物碱、内酯、酚类、香豆素等成分。天葵味甘、苦，性寒，有小毒。具有清热解毒、消肿散结的功效。适用于食管癌、肝癌、肺癌、鼻咽癌、恶性淋巴瘤、乳腺癌、前列腺癌、膀胱癌及癌性胸腹水等。现代研究表明：天葵煎剂和酒剂对小鼠肉瘤180有抑制作用。对多种移植性癌细胞有抑制作用。

（21）小檗：为小檗科植物，种类比较多，一般应用的有大叶小檗、日本小檗、细叶小檗、九莲小檗等。主要含有小檗碱、小檗胺、掌叶防己碱及氧化爵床碱等生物碱类物质。小檗味苦，性大寒。具有去腹中热气的功效。适用于食管癌、甲状腺癌、淋巴癌、乳腺癌、恶性肿瘤放、化疗和慢性苯中毒引起的白细胞减少。现代研究表明：小檗有抗噬菌体作用，提示有抗癌活性。从细叶小檗根中提取到一种双苄基异喹啉生物碱，与汉防己甲素结构相似，有较高的抗癌活性。

（22）鸦胆子：为苦木科常绿灌木或小乔木鸦胆子的成熟种子。主要含有鸦胆子苷、鸦胆子苦醇、鸦胆子苦味素、酚性化合物及脂肪酸等成分。鸦胆子味苦，性寒，有毒。具有清热解毒、治痢腐疣的功效。适用于食管癌、贲门癌、肠癌、宫颈癌、乳头状瘤、脑瘤及癌症脑转移、皮肤癌、阴茎癌等。现代研究表明：鸦胆子仁糊剂、水剂能对抗用甲基胆蒽醋酮诱发的小鼠皮肤癌和乳头状瘤，使其细胞发生退行性变性的坏死，对正常组织亦有类似作用。现代临床用鸦胆子油乳剂治疗食管癌、肺癌、鼻咽癌、肝癌共20例，结果临床治愈1例，好转15例。鸦胆子治食管癌方：鸦胆子60克，桃仁120克，水蛭60克，赭石150克。禁用火烘，先将水蛭、桃仁、生赭石研成细面。再入鸦胆子捣烂，每次用9～12克，搅入藕粉内服。一日服3～4次。鸦胆子对胃肠道及肝肾均有损害，不宜多用及久服。

（23）猪殃殃：为茜草科拉拉藤属植物猪殃殃的全草。主要含有东叶草苷、茜根定-樱草糖苷、伪紫色素苷及二甲基萘-吡喃等成分。猪殃殃味苦、甘、辛，性微寒。具有清热解毒、利尿消肿的功效。适用于食管癌、胃癌、上颌窦癌、白血病、乳腺癌、淋巴肉瘤、下颌腺癌、甲状腺癌、骨肉瘤，子宫颈癌、舌癌、牙龈癌、肛门癌、内脏肿瘤等。现代研究表明：体外实验证明猪殃殃有抑制肿瘤细胞生长的作用。体内实验对小鼠肉瘤180及白血病有抑制作用。少数患者服用猪殃殃后有头晕、恶心等反应。

（24）紫草：为紫草科多年生草本植物紫草的根。主要含有紫草素、乙酰紫草累、结晶紫草素、紫红素等成分。紫草味甘、咸，性寒凉。具有凉血活血、解毒透疹的功效。适用于食管癌、胃癌、肝癌、乳腺癌、甲状腺癌、转移性鳞状上皮癌、绒毛膜上皮癌、白血病、肺癌、扁桃体癌、鼻咽癌、宫颈癌、头部肿瘤等多种肿瘤。现代研究表明：紫草对小鼠肉瘤180抑制率为30%，对绒毛膜上皮癌及白血病细胞有抑制作用。紫草治食管癌方：紫草根、半枝莲、白花蛇舌草各30克，山药15克，鸡内金、沙参各9克，茯苓6克、白茅根30克，旋覆花、党参、半夏、陈皮、木香各6克，谷芽、麦芽、夏枯草各30克，丁香3克，大枣5枚，水煎服。紫草有轻泻作用，脾虚便溏者忌服。

❋ 124.抗食管癌活血化瘀类中药有哪些

凡能疏通血脉、消散瘀血而治疗血分瘀滞的药物称之为活血化瘀药。由于瘀血凝滞是食管癌形成的主要病机之一，故活血化瘀类药物是治疗食管癌的常用药。其中作用缓和者称行血药，活血化瘀作用较强者称为破瘀药。现代研究表明，活血化瘀药有抗肿瘤作用、抗凝与纤维蛋白溶解作用、抗炎和抗感染作用、对血液循环的调节作用、调整结缔组织代谢、调节机体免疫作用等多方面的治疗作用。活血化瘀类中药适用于食管癌伴有肿块坚硬、刺痛、局部充血、面黯唇紫、舌有瘀点、脉涩等瘀血症状，癌肿疼痛较甚者。

（1）阿魏：为伞形科植物阿魏、新疆阿魏和宽叶阿魏的树脂，有特异的蒜样臭气，可自肠胃吸收，无毒性。主要含有仲丁基丙烯基二硫化物，阿魏酸，法尼斯泄醇A、法尼斯泄醇B、法尼斯泄醇C等。阿魏味苦、辛，性平。具有破癥积，下恶气，杀虫的功效。适用于食管癌、淋巴肉瘤、骨肉瘤、腹腔肿瘤、支气管肺癌咳痰。现代研究表明：阿魏热水浸出物对人子宫颈癌细胞抑制率为90%以上，该浸出物对人子宫颈癌17等肿瘤细胞体外实验均有效果。阿魏治食管癌方：阿魏30克，狗苦胆1个。阿魏为末，用胆汁拌匀为丸如黄豆大。一日服2次，每次

10丸。

（2）白及：为兰科多年生白及属草本植物白及或狭叶白及的地下块茎。主要含有白及甘露聚糖，尚含有淀粉、葡萄糖及胶类物质等。味苦、甘、涩，性微寒。具有收敛止血，消肿生肌的功效。适用于食管癌、肺癌、胃癌、宫颈癌、乳腺癌、甲状腺癌、恶性淋巴肉瘤。现代研究表明：2%含量的白及代血浆对艾氏腹水癌转皮下实体型、小鼠肉瘤180、子宫颈癌14、肝癌实体型、大鼠瓦克癌等，均有明显的抑制作用。白及块茎提取出的黏液质，对移植性肿瘤有抗癌作用。白及治食管癌方：白及、乌梅、广水香、硼砂各9克，白豆蔻（去皮）15克，黄丹7.5克，雄黄3克。共为细末，炼蜜为丸。每日服2次，每次服3～6克，饭前白开水送下，或在口内徐徐含化。白及具有黏胶之性，且用沸水调时尤甚。敷于疮上往往紧附着于皮肤，使表皮肃脱，引起痛苦，故皮肉脆薄者使用时应注意。

（3）穿山甲：为脊椎动物鲮鲤科穿山甲的鳞片。主要含有穿山甲碱等成分。穿山甲味咸，性微寒，有毒。具有活血祛瘀、消肿排脓、通经下乳的功效。适用于食管癌、乳腺癌、肝癌、鼻咽癌、直肠癌、皮肤癌、白血病、恶性淋巴瘤，湿疹样乳头癌、肛门癌、子宫颈癌等。现代研究表明：穿山甲能增强机体的免疫机能，有升高白细胞的作用。孕妇忌服。

（4）大黄：为蓼科多年生草本植物掌叶大黄，唐古特大黄或药用大黄的根和根茎。主要含有大黄酚、大黄素，芦荟大黄素、大黄酸、蒽醌苷、双蒽酮苷、大黄鞣酸，以及草酸钙、脂肪酸、亚油酸等成分。大黄味苦，性寒。具有破血祛瘀，清热凉血，泻下攻积的功效。适用于食管癌、肝癌、胆癌、胰腺癌、胃癌、肠癌、乳腺癌、子宫癌、卵巢癌、白血病、黑色素瘤、膀胱癌等。现代研究表明：大黄的抗癌作用主要是抑制癌细胞的氧化和脱氢。大黄治食管癌方：大黄15克，黄连、黄芩各9克，硇砂1克（兑），水煎服。能使癌肿消除，吞咽顺利。孕妇、月经期慎用大黄。脾虚便溏者慎生用。

（5）丹参：为唇形科多年生草本植物丹参的根。主要含有丹参酮、异丹参酮、隐丹参酮、异隐丹参酮、丹参酸甲酯、羟基丹参酮、丹参新酮、丹参酸、乳酸、维生素E等成分。丹参味苦，性微寒。具有活血祛瘀、凉血安神的功效。适用于食管癌、胃癌、肝癌、直肠癌、宫颈癌、白血病、骨肉瘤、乳腺癌、腹腔肿瘤、甲状腺癌等多种肿瘤。现代研究表明：丹参对小鼠艾氏腹水癌有明显抑制作用，能显著延长其存活时间。丹参的抗癌作用可能与抑制癌细胞呼吸和糖酵解有关。

（6）乳香：为橄榄科植物卡氏乳香树的胶性树脂。主要含有乳香脂酸、阿糖酸、西黄芪胶黏素等成分。乳香味辛、苦，性温热。具有败毒抗癌、活血止痛、消肿长肉的功效。适用于食管癌、胃癌、肝癌、甲状腺癌、胰腺癌、骨巨细胞癌、白血病、皮肤癌。现代研究表明：乳香癌对体外培养的人子宫颈癌细胞及肝癌细胞均有抑制作用。乳香治食管癌方：乳香、没药各45克，牛黄3克，麝香0.3克。共为细末，糯米糊为小丸。每次3～4.5克，黄酒送服，一日1～2次。

（7）三七：为五加科植物人参三七的根。主要含有三七皂苷A、三七皂苷D黄酮醇、黄酮苷、β谷甾醇、槲皮素、生物碱等成分。三七味苷、微苦，性温。具有化瘀止血，活血定痛的功效。适用于食管癌、贲门癌、胃癌、肺癌、鼻咽癌、肝癌、宫颈癌、骨肉瘤、直肠癌、乙状结肠癌等。现代研究表明：三七热水提取物有很强的抑癌效果。三七治食管癌方：三七18克，山慈菇120克，海藻、浙贝、柿霜各60克，制半夏、红花各30克，制乳香、没药各15克。共研极细末，日服3次，每次6克，加蜂蜜适量，温开水送服。三七性温，凡出血而见阴虚口干者，需配滋阴凉血之品。

（8）芍药：为毛茛科植物芍药的根。主要含有芍药苷、羟基芍药苷、苯甲酸、β谷甾醇等成分。芍药味酸，性凉。具有散邪行血、敛阴益营的功效。适用于食管癌、肝癌、乳腺癌、淋巴肉瘤、白血病、女阴癌、子宫癌、浅表性皮肤或淋巴肿瘤、甲状腺肿瘤、骨肿瘤疼痛、肝胆肿瘤性黄疸。现代研究表明：芍药水提取物体外实验对人子宫颈癌细胞26有抑制作用。赤芍醇提取物可使小鼠网状内皮系统吞噬功能提高。以醋酸引起小鼠扭体反应作为疼痛指标，发现芍药苷有显著的镇痛效果，对于缓解癌痛有临床意义。芍药治食管癌方：炒芍药、生地黄各4.5克，红花、桃仁、酒大黄各6克，炒枳壳3克，酒当归9克。水煎煮，滤出药汁，于其中加韭菜汁半杯，饭前服。

（9）石见穿：为唇形科鼠尾草属植物石见穿的全草。主要含有甾醇、三萜、氨基酸、紫苏糖等成分。石见穿味苦、辛，性平。具有活血止痛、清热解毒的功效。适用于食管癌、宫颈癌、肝癌、胃癌、大肠癌、肺癌、鼻腔癌、皮肤癌等。现代研究表明：石见穿对肉瘤180抑制作用。体外试验证实石见穿有抗癌活性作用。

（10）水蛭：为环节动物水蛭科的蚂蟥、茶色蛭、柳叶蚂蟥和日本医蛭等的全体。主要含有水蛭素、肝素、抗血栓素等成分。水蛭味咸、苦，性平，有小毒。具有破血逐瘀、软坚的功效。适用于食管癌、胃癌、直肠癌、肝癌、卵巢癌、宫颈癌、皮肤癌、子宫体腺癌、子宫肌瘤等有血瘀者。现代研究表明：水蛭制剂对肿瘤细胞有抑制作用。水蛭治食管癌方：水蛭6克，海藻30克，为末，每服6克，黄酒冲服。孕妇及月经期忌服水蛭。有出血倾向者慎用。

（11）桃仁：为蔷薇科植物桃的种子。主要含有苦杏仁苷、扁桃苷、挥发油、脂肪油及苦杏仁酶等成分。桃仁味苦，性平。具有行血祛瘀、润燥通便的功效。适用于食管癌、子宫体腺癌、肝癌，胃癌、卵巢癌、脑瘤、唇癌、结肠癌、阴道癌痛痒难忍。现代研究表明：桃仁有极为显著的抗致癌霉菌及其毒素的作用。对黄曲霉菌、杂色曲霉菌，黄曲霉菌毒素B和小梗囊胞菌素抑制率均为100%。桃仁对艾氏腹水癌细胞有一定的抑制作用。桃仁治食管癌方：桃仁120克，水蛭60克，生赭石240克，鸦胆子60克。先将前3味研极细末，加入鸦胆子仁捣烂和匀。每次用10克搅入藕粉中内服，一日3次。

（12）天花粉：为葫芦科多年生宿报草质藤本植物栝蒌的干燥块根。主要含有天花粉蛋白质、氨基酸、皂苷、糖类及多量淀粉。天花粉味甘、微酸，性寒。具有清热化痰、养胃生津、解毒消肿的功效。适用于食管癌、胃癌、肝癌、乳腺癌、宫颈癌，淋巴肉瘤、白血病、肺癌、喉癌、恶性葡萄胎、绒癌及放、化疗时阴伤者及放射治疗后的副反应证属阴虚者。现代研究表明：天花粉提取物对绒毛膜上皮癌的治愈率达50%。对恶性葡萄胎治愈率达100%。天花粉醇制剂在肿瘤组织培养液中对人体分离的结肠癌、绒毛膜上皮癌等的癌细胞均有抑制生长的作用。天花粉抗癌机理是干扰癌细胞呼吸和无氧酵解，其有效成分为糖蛋白。天花粉治食管癌方：天花粉18克，党参、生山药各15克，天冬、麦冬各9克，桃仁9克，生赭石30克。水煎服，一日1次。脾胃虚寒、大便滑泄者忌用天花粉。孕妇慎用。

（13）威灵仙：为毛茛科植物威灵仙的根。主要含有白头翁素、白头翁内酯、甾醇、皂苷、氨基酸等成分。威灵仙味辛、咸、苦，性温，有小毒。具有祛风湿、通经络、消痰涎、散癥积的功效。适用于食管癌、胃癌梗阻、疼痛、喉癌、乳腺癌、腹腔肿瘤、恶性淋巴瘤、甲状腺癌、腮腺癌、大肠癌、骨癌等。现代研究表明：威灵仙对小鼠肉瘤180、人子宫颈癌26细胞有抑制作用。威灵仙水煎剂能轻度提高小鼠痛阈，故治疗癌痛有一定效果。威灵仙治食管癌方：威灵仙、石见穿各30克，水煎服，一日1剂。

（14）郁金：为姜科植物郁金的块根。主要含有挥发油、莰烯、樟脑、倍半萜烯、姜黄素、姜黄酮等成分。郁金味辛、苦、性寒。具有主血积、下气、生肌、止血、破恶血的功效。适用于食管癌、肺癌、骨癌、胰腺癌、宫颈癌伴有植物神经功能失调、睾丸肿瘤等。现代研究表明：郁金热水提取物对小鼠肉瘤180等有明显抑制作用。从郁金中首次发现的环氧倍半萜醇-姜黄环氧、莪术醇被证实有一定抗癌活性。

（15）茜草根：为茜草科多年生攀援草本植物茜草的根和根块。主要含有假红紫素、紫红素、茜草酸、茜根素等成分。茜草根味苦，性寒。具有活血祛瘀、凉血止血的功效。适用于食管癌、胃癌、肠癌、肝癌、肺癌、鼻咽癌、白血病、宫颈癌、绒毛膜癌等。现代研究表明：从茜草根中分离出的两种环六肽，对淋巴细胞性白血病388有显著抑制活性的作用及较高的治疗比值。这两种肽类尚对黑色素瘤、淋巴细胞白血病、肺癌、艾氏实体瘤等有明显的抑制作用。茜草根治食管癌方：①茜草根、薤白、山慈菇各10克，全瓜蒌25克，桃仁、杏仁、半夏、牛蒡子、牛膝、绿萼梅、旋覆花各6克，厚朴5克，丹参（米炒）15克，赭石15克。水煎服，日1剂。

（16）僵蚕：为蚕蛾科昆虫家蚕的幼虫在未吐丝前因感染白僵菌而僵死的干燥全虫。主要含有白僵菌素、草酸铵、脂肪、蛋白质、多种酶等成分。僵蚕味咸、辛，性平。具有化痰散结、解毒止痛的功效。适用于食管癌、恶性淋巴瘤、喉癌、脑肿瘤、鞍内肿瘤、白血病、胃癌、肠癌。现代研究表明：僵蚕醇提取物能抑制小鼠肉瘤180的生长。临床上有人用僵蚕与马钱子研末内服治疗食管癌，有一定疗效。

（17）半夏：为天南星科多年生草本植物半夏及掌叶半夏的地下块茎。主要含有胆碱、甘露醇、生物碱、氨基酸及酚性物质、β谷甾醇、硬脂酸、油脂等成分。半夏味辛，性温，有毒。具有燥湿化痰，消痞散结，降逆止呕的功效。适用于食管癌、肝癌、宫颈癌及其癌前病变、胃癌、肺癌、下颌窦癌、鼻咽癌、乳腺癌、白血病、皮肤痛等。现代研究表明：掌叶半夏的稀醇或水浸出液对动物实验性肿瘤180有抑制作用。半夏所含的β谷甾醇对宫颈癌有抑制作用。半夏治食管癌方：生半夏10克（先煎），黄芪30克，党参20克，当归15克，白芍10克，旋覆花10克，赭石30克，威灵仙30克，急性子10克，桂枝10克，陈皮10克，生地黄10克，熟地黄10克。一日1剂，水煎服。半夏性温燥，对阴亏燥咳、血证、热证，当忌用或慎用。生半夏有毒，超量服之可导致死亡。

（18）瓜蒌：为葫芦科多年生草质藤本植物瓜蒌和双边瓜蒌的果实。主要含有三萜皂苷、瓜蒌酸、树酯、糖类、色素、脂肪油、蛋白质等多种成分。瓜蒌味甘、性寒。具有清热化痰、散结滑肠、宽胸润肺的功效。适用于食管癌、肺癌、胃癌、肝癌、乳腺癌、胰腺癌、大肠癌、宫颈癌、淋巴肉瘤之有痰热便燥者。现代研究表明：全瓜蒌煎剂在体外能杀死小鼠腹水癌细胞。瓜蒌皮和瓜蒌仁均有抗癌作用，而瓜蒌皮的体外抗癌效果更佳，且以60%乙醇提取物作用最强。自瓜蒌皮的醚浸出液中得到的类白色非晶体性粉末也有体外抗癌作用。醇制剂对直肠癌、结肠癌、绒毛膜上皮癌等的癌细胞均有抑制作用。瓜蒌治食管癌方：瓜蒌、急性子、威灵仙、郁金、穿山甲（代）、生牡蛎各30克，薤白、枳壳、橘红、海藻、黑芝麻、核桃仁各15克，木香、川椒各9克，丁香6克，硼砂3克，水煎2次分服。瓜蒌服用过量可出现胃部不适、恶心呕吐和腹痛泄泻等。

（19）黄药子：为薯蓣科多年生宿根缠绕藤本植物黄独的块茎。主要含有黄药子萜A、黄药子萜B、黄药子萜C、皂苷、薯蓣皂苷元、鞣质、还原糖等成分。黄药子味苦、辛，性寒凉。具有散结消肿、清热解毒、凉血止血、化痰止咳平喘的功效。适用于食管癌、贲门癌、胃癌、肝癌、肠癌、肺癌、淋巴腺癌、纵隔肿瘤、直肠癌、甲状腺肿瘤、胰腺癌、乳腺癌、宫颈癌、白血病、膀胱癌及横纹肌肉瘤等。现代研究表明：黄药子对肉瘤180等有抑制作用，有抗噬菌体活性的作用，提示有抗癌作用。黄药子治食管癌方：黄药子30克，海藻30克，山慈菇10克，夏枯草30克，水煎服，每日1剂。黄药子多服、久服可引起呕吐、腹泻、腹痛等消化道反应，并对肝功能有一定损害。凡脾胃虚弱和有肝脏疾病者慎用。

（20）昆布：为海带科植物海带或褐藻类翅藻科植物鹅掌菜、裙带菜等的叶状体。主要含有昆布素、海带聚糖、褐藻酸、褐藻淀粉、褐藻氨酸、甘露酸、脯氨酸、谷氨酸、天冬氨酸、维生素C、胡萝卜素、核黄素等成分。昆布味咸、性寒。具有败毒抗癌、软坚散结、消痰利水的功效。适用于食管癌、甲状腺癌、肝癌、胃癌、直肠癌、乳腺癌、肺癌、鼻咽癌、宫颈癌、卵巢癌、恶性淋巴瘤、白血病、肉瘤、血管瘤等。现代研究表明：昆布有明显的细胞毒作用，可杀灭50%以上的体外培养的癌细胞。昆布治食管癌方：昆布（洗净，焙，研末）30克，杵头细糠100克，共研；用老牛涎100毫升，生百合汁100毫升，慢煎入蜜搅成膏；与末杵丸，如芡实大。每服1丸，含服咽下。脾胃虚寒者慎用昆布。

（21）山慈菇：为百合科山慈菇属丽江山慈菇的鳞茎。主要含有秋水仙碱、乙酰基秋水仙碱等成分，其抗癌活性物质为秋水仙碱。山慈菇味辛，性寒，有小毒。具有软坚散结、清热解毒的功效。适用于食管癌、皮肤癌、乳腺癌、恶性淋巴瘤、白血病、宫颈癌、肺癌、胃癌、鼻咽癌等。现代研究表明：山慈菇中的秋水仙碱对癌细胞有明显的抑制作用。秋水仙胺为秋水仙碱的衍生物（秋水仙碱加氨水的合成物），其抗肿瘤作用优于秋水仙碱，且不良反应更小。山慈菇治食管癌方：山慈菇（整个破开）120克，洗净，蜂蜜120克。用清水浓煎山慈菇，加入蜂蜜收膏，每次9～15克，一日2次。山慈菇有小毒，大剂量久服可引起恶心、呕吐、腹胀、纳差等胃肠道不良反应，还可引起白细胞减少及多发性神经炎等。凡年老体弱、肝功能不全及心血管疾病患者慎用。

（22）天南星：为天南星科多年生草本植物天南星、东北天南星或异叶天南星的干燥块茎。主要含有三萜皂苷、苯甲酸、D-甘露醇、皂苷，安息酸、β谷甾醇、黏液质及多量淀粉等成分，D-甘露醇可能是抗癌有效成分。天南星味苦、辛，性温，有毒，具有燥湿化痰、消肿散结、祛风定惊、止痉的功效。适用于食管癌、宫颈癌、肺癌、肝癌、甲状腺癌、喉癌、神经系统肿瘤及口腔肿瘤。现代研究表明：天南星水提取液经醇沉淀后的浓缩制剂，体外对He1a细胞有较强抑制作用，可使细胞缩成团块，部分细胞脱落。动物实验对小鼠肝癌及实体型、肉瘤180、宫颈癌14有明显的抑制作用。从天南星中提取的 D-甘露醇有同样的抑瘤作用。孕妇慎用天南星。有肝病者不宜服用。天南星有毒，用量过大时可起严重中毒反应，应用中注意剂量。

（23）夏枯草：为唇形科夏枯草属多年生草本植物夏枯草的花穗或全草。主要含有夏枯草苷、金牡桃苷、乌索酸、齐墩果酸、芸香苷、挥发油、维生素B_1及少量生物碱、咖啡酸等成分。夏枯草味苦、辛，性寒。具有清肝泻火、消瘿散结的功效。适用于食管癌、胃癌、肝癌、胆癌、甲状腺肿瘤、鼻咽癌、乳腺癌、淋巴肉瘤、纵隔肿瘤、多发性骨血管瘤、颅内肿瘤、骨巨细胞瘤、宫颈癌、肺癌、鼻咽癌、喉癌、白血病等。现代研究表明：夏枯草对小鼠肉瘤180、艾氏腹水癌、宫颈癌14有抑制作用。

（24）皂角刺：为豆科皂荚属落叶乔木皂荚树的刺针。主要含有黄颜木素、非瑟素、五色花青素、三萜皂苷等成分。皂角刺味辛，性温。具有祛痰排脓，活血消肿，通乳的功效。适用于食管癌、乳腺癌、宫颈癌、肺癌、肠癌、肝癌、鼻咽癌等。现代研究表明：皂角刺热水浸出物对小鼠肉瘤180等有抑制作用。孕妇忌服皂角刺。服用过量时可发生胃部灼热、饱胀、恶心呕吐、烦躁不安、头晕、四肢麻木无力等症状。

✱125.抗食管癌以毒攻毒类中药有哪些

凡能以药物的毒性攻除癌毒的药物，称之为以毒攻毒类药物。本类药物大都具有理坚蚀疮、破瘀散结、消肿除块、减轻或制止癌痛的功效。现代研究证明，以毒攻毒类中药大多对癌细胞有直接的细胞毒作用。食管癌的形成，不论是由于气滞血瘀，或痰凝湿聚，或热毒内蕴，或正气亏虚，久之均能瘀积成癌毒。尽管病情变化错综复杂，邪毒结于病体却是本病根本病理之一。毒陷邪深，非攻不克。历代临床有许多治疗食管癌的方法是用一些有毒之品，性峻力猛，以达攻毒之目的的，即所谓"以毒攻毒"之品。以毒攻毒类中药大多具有毒性，在治疗癌症的同时，易伤人体正气，必须严格掌握剂量，切忌使用过量、过久。以毒攻毒类中药除个别可煎服外，一般多属外用之品。若入丸、散内服时，亦应严格掌握剂量，以防发生中毒。某些以毒攻毒药物的特点是有效剂量与中毒剂量很接近，应用有毒药物有一定危险性。除应慎重地掌握有效剂量和适当方法外，注意适可而止；将邪毒衰其大半之后，继之使用小毒或无毒药物以扶正祛邪，逐步消灭残余之癌细胞。

（1）巴豆：为大戟科乔木植物巴豆的成熟种子。主要含有巴豆油、巴豆油酸、巴豆酸、巴豆毒蛋白、巴豆苷、生物碱、β谷甾醇等成分。巴豆味辛，性热，有大毒。具有温寒散积、逐痰行水的功效。适用于食管癌、贲门癌、胃癌、肺癌、喉癌、宫颈癌、皮肤癌、鼻咽癌、直肠癌、膀胱癌等。现代研究表明：巴豆提取物对小鼠肉瘤180实体型和腹水型、小鼠宫颈癌14实体型和腹水型，以及艾氏腹水瘤皆有明显的抑制作用。巴豆治食管癌方：巴豆（去皮）7粒，红矾15克，大枣7枚，葱须3500克。将红矾、巴豆研细，大枣、葱须蒸烂捣碎，后将此4种成分混匀用布包好。手握12小时，隔日1次，握后洗手。体弱者及孕妇忌用巴

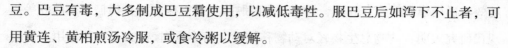

豆。巴豆有毒，大多制成巴豆霜使用，以减低毒性。服巴豆后如泻下不止者，可用黄连、黄柏煎汤冷服，或食冷粥以缓解。

（2）白屈菜：为罂粟科多年生草本植物白屈菜的带花全草或根。主要含有白屈菜碱、原阿片碱、高白屈菜碱、小檗碱、血根碱、白屈菜酸、白屈菜醇、黄酮醇、维生素C，胡萝卜素等成分。白屈菜味苦，性微寒，有小毒。具有消肿止痛，利水止咳的功效。适用于食管癌、胃癌、肝癌、皮肤癌及癌症疼痛。现代研究表明：白屈菜碱是一种细胞有丝分裂毒物，能抑制纤维母细胞的有丝分裂，可延缓恶性肿瘤的生长，对小鼠肉瘤180、艾氏瘤有抑制作用，但不良反应大。白屈菜纯甲醇提取物也有抗肿瘤作用，对组织培养中鼻咽癌细胞呈细胞毒作用，不良反应较轻。白屈菜治食管癌方：白屈菜、半枝莲各10克，藤梨根30克，加水熬至深黑色，去渣，浓缩，击成糖浆。每次服10毫升，一日2次。白屈菜有一定毒性，故用量不宜过大。

（3）斑蝥：为芫青科昆虫南方大斑蝥或黄黑小斑蝥的虫体。主要含有斑蝥素、单萜烯类脂肪、树脂、蚁酸及色素等成分，抗癌活性成分为斑蝥素（亦称芫青素）。斑蝥味辛，性寒，有毒。具有攻毒散结、破血蚀疮的功效。适用于食管癌、原发性肝癌、胃癌、乳腺癌、肺癌、皮肤癌、恶性淋巴瘤等。现代研究表明：斑蝥水、醇或丙酮提取物，体外试验证明能抑制Hela细胞和人体食管癌、贲门癌、胃癌、肝癌、肺癌、乳腺癌等细胞的代谢。斑蝥素对多种实验动物移植性肿瘤都有明显抑制作用。斑蝥治食管癌方：斑蝥研粉，贴敷足三里穴，引发赤起疱。同时内服斑蝥煮鸡蛋，1日3次，每次1个鸡蛋。宜饭后服用。斑蝥外用于皮肤，即令发赤起疱，故不可外涂面积过大。体弱及孕妇忌服。绿茶、生绿豆、黄连、黄柏、六一散等对斑蝥制剂有一定解毒能力。

（4）钩吻：为马钱科常绿藤本植物胡蔓藤的根、茎及叶。主要含有钩吻碱子（即阔胺）、钩吻碱丑（阔米宁）、钩吻碱寅（阔胺素）及钩吻碱卯（阉胺定）、钩吻碱寅等多种生物碱成分。其中钩吻碱寅性剧毒，也是最重要的抗癌活性物质。钩吻味苦、辛，性温，有大毒。具有破积拔毒、祛瘀止痛、杀虫止痒的功效。适用于食管癌、肝癌、胃癌、腹腔肿瘤、淋巴肉瘤、骨肉瘤、皮肤癌等。现代研究表明：钩吻总生物碱对动物移植性肿瘤小鼠肉瘤180有抑制作用。钩吻有剧毒，内服及注射应严格控制剂量。

（5）急性子：为凤仙花科1年生草本植物凤仙花的种子。主要含有凤仙甾醇、帕荏酸皂苷、槲皮素、多糖苷和黄酮类化合物等成分。急性子味微苦，性温，有小毒。具有活血通经、软坚消积的功效。适用于食管癌、贲门癌、胃癌、乳腺癌等。现代研究表明：急性子对小鼠移植性肿瘤有抑制活性的作用。急性子治食管癌方：用急性子酒浸3日，晒干为末。酒为丸，如绿豆大。每服8粒，温水送下。此药性强烈，不可多服，见效即停用。孕妇忌服急性子。长期使用急性子可出现喉干、恶心、食欲不振等。

（6）露蜂房：为胡蜂科昆虫大黄蜂的巢，或连蜂蛹在内的巢，或同属近缘昆虫的巢（野蜂房）。主要含有蜂脂、树脂、挥发油（露蜂房油）、蛋白质及铁钙等成分。露蜂房味甘，性平，有毒。具有攻毒消肿、止血镇痛、杀虫、祛风的功效。适用于食管癌、胃癌、舌癌、牙龈癌、肺癌、鼻咽癌、乳腺癌、骨肉瘤、肝癌、宫颈癌、绒毛膜癌等。现代研究表明：露蜂房对胃癌细胞有抑制作用。体外试验证明能抑制肝癌细胞。气血虚弱者不宜服用露蜂房。

（7）马钱子：为马钱科植物马钱的成熟种子。主要含有番木鳖碱（士的宁）、马钱子碱、番木鳖次碱、马钱子新碱，伪番木鳖碱等多种生物碱，以及脂肪油、蛋白质、番木鳖苷等成分。马钱子味苦，性寒，有毒。具有通络散结、消肿定痛的功效。适用于食管癌、胃癌、肠癌、肺癌、鼻咽癌、脑肿瘤、乳腺癌、皮肤癌、肛门癌、宫颈癌及白血病等。现代研究表明：马钱子对小鼠肉瘤180有一定抑制作用。马钱子剧毒，生品切忌内服。孕妇忌用。

（8）猫爪草：为毛茛科植物小毛茛的块根。主要含有原白头翁素、黄酮苷、氨基酸、糖类、有机酸等成分。猫爪草味辛、微甘，性平。具有败毒抗癌、消肿散结的功效。适用于食管癌、胃癌、鼻咽癌、甲状腺癌、喉部乳头状瘤、恶性淋巴瘤，癌性胸腹水。现代研究表明：猫爪草对小鼠肉瘤180，肉癌37及艾氏腹水癌均有抑制作用。原白头翁素体外试验对肿瘤细胞有抑制生长的活性。猫爪草治食管癌方：猫爪草、半枝莲、白毛藤各30克。水煎服，一日1剂。

（9）农吉利：为豆科猪屎豆属植物野百合或大叶猪屎豆的全草。主要含有农吉利甲素、农吉利乙素、农吉利丙素、黄碱素、氨基酸、黏液质、鞣质、酚性物质等成分。农吉利味苦、淡，性平。具有清热解毒、抗癌消肿的功效。适用于食管癌、胃癌、肝癌、肺癌、皮肤癌、乳腺癌、基底细胞癌、宫颈癌、急性白血病、直肠癌等。现代研究表明：农吉利对肉瘤180、肉瘤37等有抑制作用。野百合碱能降低瘤组织对磷的摄取，从而抑制了磷代谢，它不仅抑制癌细胞DNA、RNA的含量，同时也抑制其生物合成过程。

（10）砒石：为砷矿中的砷华矿石的加工品。主要含有三氧化二砷等成分。砒石味辛、酸，性大热，有大毒。具有蚀疮去腐、解毒杀虫、祛痰平喘的功效。适用于食管癌、皮肤癌、子宫颈癌、唇癌、阴茎癌、乳腺癌、鼻咽癌、膀胱癌、脂肪肉瘤、骨肉瘤等体表或有腔与体外通连之处的肿瘤及淋巴肉瘤等。现代研究表明：砷有细胞原生质毒，有杀灭活体细胞作用，亦能杀灭所接触的恶性肿瘤细胞，对小鼠肉瘤180有抑制作用。砒石治食管癌、鼻咽癌、直肠癌、膀胱癌、宫颈癌方：红砒15克，巴豆（去皮）7个共为细面，大枣7个，葱须7个蒸烂捣碎。然后将这4种成分混匀用布包好即成。分为2包，用两手各握一包，每次握12小时，隔日1次，握后洗手。孕妇忌用砒石。砒石不宜内服，外用也不宜过多。砒石急性中毒症状主要有恶心、呕吐、腹痛、腹泻，皮肤发紫、血压下降等，甚至昏厥、死亡。慢性中毒主要为对肝、肾、神经系统的损害。

（11）三尖杉：为三尖杉科三尖杉属植物三尖杉及中华粗榧、梅南租榧的根、茎，树皮和种仁。主要含有三尖杉碱、三尖杉酯碱、高三尖杉酯碱、异三尖杉酯碱等抗癌活性成分。三尖杉味苦、涩，性寒。具有清热解毒、抗癌杀虫的功效。适用于食管癌、胃癌、肺癌、淋巴肉瘤、嗜伊红淋巴肉芽肿、上颌窦癌、霍奇金病、子宫平滑肌瘤、前列腺癌、滑膜肉瘤、急性非淋巴细胞性白血病、慢性粒细胞性白血病和其他恶性肿癌如恶性葡萄胎等。现代研究表明：三尖杉酯碱与高三尖杉酯碱对多种实验性肿瘤等均有抑制作用，能延长小鼠生存期。三尖杉有一定毒性和不良反应，消化道反应有恶心、呕吐、口干、食减。造血系统抑制表现为白细胞、血小板、血红蛋白下降。心肌损害表现为心动过速，T波及S-T段改变，心律紊乱，但即时停药一般可恢复。

（12）石蒜：为石蒜科植物石蒜的鳞茎。主要含有石蒜碱、石蒜伦碱、伪石蒜碱，高石蒜碱、加竺他敏、石蒜西定醇、石蒜西定、多花水仙碱等成分。石蒜味辛、甘，性温，有毒。具有祛痰散结、解毒杀虫、催吐、利尿的功效。适用于食管癌、宫颈癌、卵巢癌、胃癌、肝癌、肺癌、淋巴瘤及皮肤癌。现代研究表明，体内及试管试验中，石蒜碱能抑制小鼠艾氏腹水癌细胞的无氧及有氧酵解，并可使癌细胞肿大、溶解。伪石蒜碱对白血病具有显著的对抗活性，能延长白血病小鼠的生存时间。石蒜碱对肝癌等也有抑制作用。个别患者用石蒜后可有食欲不振、恶心、头晕等反应；刺激性较大者，接触皮肤可引起红肿发痒；内服石蒜中毒时可出现惊厥、肢冷、流涎、呕吐、泄泻等，甚至休克或呼吸中枢麻痹而致死。

（13）守宫：为壁虎科动物无蹼带虎或其他几种壁虎的全体。主要含有马蜂毒样的有毒物质及蛋白质、组胺等。守宫味咸，性寒，有小毒。具有化痰散结，祛风定惊、止痛的功效。适用于食管癌、胃癌、肝癌、乳腺癌、宫颈癌、纵隔肿瘤、肺癌、鼻咽癌、淋巴瘤及脑肿瘤等。现代研究表明：守宫水溶液对人体肝癌细胞的呼吸有明显抑制作用。守宫治食管癌方：活守宫10条，好白酒500克泡7天（不可断尾）；日服3次，每次10毫升，或每日用守宫1条和米适量炒至焦黄，研成细粉；分2～3次以少量黄酒调服。血虚气弱者不宜服用守宫。

（14）乌骨藤：为萝藦科牛奶菜属植物乌骨藤的茎藤。主要含有肉珊瑚苷元、生物碱、多糖类、树脂、色素及油质等成分。乌骨藤味苦，性微寒。具有清热解毒、通乳宣肺的功效。适用于食管癌、白血病、宫颈癌、霍奇金病、肺癌等。现代研究表明：乌骨藤溶液对肿瘤细胞有明显的抑制作用，其抗癌活性物质可能不是细胞毒，而是通过加强机体免疫力来达到抗癌效果。个别患者用乌骨藤后出现多尿、多汗、或低热、畏寒等症状。

（15）肿节风：为金粟兰科草珊瑚属植物草珊瑚的全草。主要含有挥发油、黄酮苷、氰苷、香豆酮、香豆酚、延胡索酸、异白蜡树定、富马酸、琥珀酸、内酯等成分。肿节风味苦、辛，性平，有小毒。具有清热解毒、散瘀祛风的功效。适用于食管癌、胰腺癌、胃癌、肺癌、直肠癌、肝癌及急性白血病等。现代研究表明：肿节风水煎液有抗噬菌体的作用，提示有抗肿瘤活性的作用。体内试验证实有多种抗癌作用。肿节风不良反应小，偶见头晕、乏力等。

（16）蜈蚣：为蜈蚣科昆虫少棘巨蜈蚣或其近缘动物的干燥全虫。主要含有两种类似蜂毒的组胺成分及溶血性蛋白质、牛磺酸、蝗氨酸、谷氨酸等。蜈蚣味辛、咸，性温，具有解毒散结、通络止痛、息风止痉的功效。适用于食管癌、胃癌、肝癌、鼻咽癌、宫颈癌、脑肿瘤、皮肤癌、软组织恶性肿瘤、骨肿瘤、脑肿瘤等。现代研究表明：蜈蚣热水浸出物对多种瘤株有明显抑制作用。利用死亡癌细胞易被低浓度的伊红染色的特点，体外实验证明蜈蚣对癌细胞红染率为阳性。伊红法实验表明对腹水癌细胞有抑制作用。蜈蚣治食管癌方：大蜈蚣20条，红花6克，将二者放入60%白酒500克内，浸泡20天。将酒液滤出，按6：4（水：酒），用冷开水稀释，每周服500克。孕妇忌服蜈蚣。蜈蚣有毒，用量不可过大，少数患者可出现红色皮疹，停药后自行消失。

（17）蟾蜍：为蟾蜍科动物中华大蟾蜍等的全体，剥下元皮晒干，药用其皮为干蟾皮，或去内脏的干燥全体为干蟾；蟾蜍耳后腺及皮肤腺所分泌的白色浆液称蟾酥。蟾蜍主要含有蟾毒内酯类物质，包括华蟾蜍毒素、华蟾蜍素、华蟾蜍次素，去乙酰基华蟾蜍素、辛二酸、5-羟基吲哚胆碱、蟾蜍碱及蟾蜍甲碱等；此外还含有肾上腺素、麦角醇、胆固醇及精氨酸等成分。蟾蜍味辛，性凉，有毒。具有解毒消肿、强心利尿的功效。适用于食管癌、贲门癌、胃癌、肝癌、肺癌、喉癌、乳腺癌、宫颈癌、膀胱癌、鼻咽癌、多发性骨髓瘤、恶性淋巴瘤、白血病、肉瘤、皮肤瘤及精原细胞瘤等。现代研究表明：蟾蜍皮提取物对肉瘤180等有抑制作用。蟾蜍醇和水的提取物对人胃癌细胞有抑制作用。蟾蜍治食管癌方：蟾蜍粉500克，硇砂250克，硼砂 25克，枯矾30克，玄参20克，牵牛子45克。上药为末，水泛为丸，如绿豆大小。每日3次，每次10丸，对食管癌有效。蟾蜍禁用于严重胃溃疡、胃炎、心血管疾病及孕妇。因蟾蜍的治疗量与中毒量相近，故须严格掌握。蟾酥中毒可出现呕吐腹痛、心悸、脉缓、四肢麻木、最后循环呼吸衰竭，甚至死亡。

✳ 126.抗食管癌扶正培本类药中药有哪些

凡能扶助正气，培植本元，提高肌体抗病能力的药物，称之为扶正培本类药。扶正培本类中药能增强体质及抗肿瘤能力，提高机体免疫力，支持手术、放射治疗等有效方法的及时运用和攻毒活血软坚中药及化疗等祛邪药物的足量应用，以达到祛邪而不伤正的目的。扶正培本类中药用于手术、放射治疗及化疗后的患者，可以改善虚弱状况，使机体早日恢复。食管癌的形成病理首先是由于正气不足、脏腑失调，而后内外客邪留滞，引起一系列病变的结果。正气虚弱则卫外无能，易受外界致癌因子等邪气侵袭而致癌。而患食管癌之后，又可因癌毒耗气伤血，日久因癌致虚，更导致正气亏虚。而且食管癌在体内的消缩、恶化、扩散及转移，也决定于邪气与正气斗争的孰胜孰负。虚证有气虚、血虚、阴虚、阳虚等不同，扶正药亦有补气、补血、补阴、助阳等药。另外，临床还常有气阳两虚、阴血两亏、气血两亏、阴阳俱虚的不同证候。因此，扶正药的使用又有温阳益气、补阴养血、气血双补、阴阳并补的兼筹并顾，灵活运用。食管癌早期实邪者，不宜过早使用扶正培本类中药，以免留邪。但如食管癌中晚期病邪未消而正气已虚者，则可祛邪药物中加入扶正培本类中药，以扶助正气，增强机体祛邪之力。扶正培本类中药宜稍佐行气健胃药，以防腹胀之弊。食管癌阴血津涸者，不易服用温补药。

（1）白术：为菊科苍术隅多年生草本植物白术的根茎。主要含有苍术醇、苍术酮、倍半萜化合物、氧香豆素类、糖类、树脂及维生素A样物质等，此外含微量元素铜、锌、锰、锶等成分。白术味甘、苦，性温。具有健脾燥湿的功效。

适用于食管癌、肝癌、肺癌、胃癌、直肠癌、宫颈癌及恶性淋巴瘤等。现代研究表明：白术挥发油乳剂稀释10倍，在单层细胞培养皿内与食管癌细胞株接触15分钟，可使细胞全部脱落，不恢复。切片观察，药物与细胞接触后，细胞核全部固缩为染色深的不规则小块，核内结构不清，胞质染色浅。此外，动物试验对肉瘤180等均有抑制作用。临床上白术多用于脾胃虚弱之癌症，并对放射治疗或化疗所致之白细胞减少有提升作用。常用方剂如四君子汤、八珍汤、十全大补汤等治疗食管癌气血两虚或气阳不足者。

（2）刺五加：为五加科植物刺五加的根茎。主要含有刺五加苷A、刺五加苷B、刺五加苷D、刺五加苷E、刺五加苷F、刺五加苷G、左旋芝麻素、多糖类物质等成分。刺五加味辛、苦，性温。具有补虚安神，强肾壮筋的功效。适用于食管癌、胃癌、骨肿瘤及肿瘤骨转移引起之疼痛。现代研究表明：刺五加醇提取物对艾氏腹水癌实体型及小鼠肉瘤180有抑制作用，还能显著地促进肿瘤患者因化学药物、放射治疗引起的白细胞减少的恢复，减轻抗癌化学药物的毒性，刺五加有增强机体的防御功能，增强机体对外界有害刺激因素（化学、物理、生物）的抵抗能力，对致病性刺激可发挥防御作用。口服刺五加后，可促进机体产生大量的抗体，对于肿瘤免疫有特殊的意义，具有特殊的适应原样作用。

（3）当归：为伞形科植物当归的根。主要含有挥发油、亚丁基苯酞、邻牧基苯正戊酮、水溶性生物碱、维生素B_{12}、维生素E、烟酸、β谷甾醇及蔗糖等成分。当归味甘、辛、苦，性温。具有和血散寒、败毒抗癌、补血调经的功效。适用于食管癌、胃癌、肝癌、鼻咽癌、甲腺腺癌、宫颈癌、绒毛膜癌、女阴癌、白血病、乳腺癌、膀胱癌术后尿潴瘤、脑胶质瘤等。现代研究表明：当归热水提取物可以选择性地作用于小鼠淋巴细胞，在抗体产生系统中起着免疫促进剂的作用，对肿瘤患者的康复有重要意义。体外试验表明，当归尾对癌细胞的抑制率高达90%。当归治食管癌方：当归60克，黄药子300克，丹参、五味子各30克，人参90克，土大黄150克，共捣碎，浸于62%之白酒2000克内。浸泡2周后去渣备用。服法：一日服15毫升。

（4）刀豆：为豆科植物，可见的品种有刀豆、洋刀豆、线刀豆等。除其种仁外，其根、果壳亦供药用。主要含有尿素酶、植物血球凝集素、刀豆氨酸等抗癌成分。刀豆味甘，性平，无毒。具有温中下气的功效。适用于食管癌呕吐、不能吞咽，白血病、鼻咽癌、鼻窦癌、化疗后脾胃虚弱，肺癌咳喘、咽喉肿瘤、牙龈癌、子宫良性或恶性肿瘤等。现代研究表明：将洋刀豆中的洋刀豆植物血球凝集素直接注射在小鼠病毒性肿瘤上，对肿瘤有明显抑制活性，小鼠存活率增高。洋刀豆中的植物血球凝集素是与肿瘤细胞膜上的葡萄糖或甘露糖类的受体结合而起到凝集肿瘤细胞作用的，但它对正常细胞不形成凝集反应，这是因为正常细胞中的这类受体，被某种生物膜包盖而不裸露的缘故。刀豆治疗食管癌呕吐、不能吞咽方：刀豆壳25克，咸橄榄3粒，半夏15克，共为煎汤饮用，每日2剂。

（5）何首乌：为蓼科何首乌属多年生草本植物首乌的块根。主要含有蒽醌类衍生物大黄酚、大黄泻素、大黄酸、大黄泻素甲醚、洋地黄蒽醌及食用大黄苷，此外尚含有卵磷脂、鞣质、黄酮类及糖类等成分。何首乌味苦、甘、涩，性微温。具有补肝肾、益精血、养心安神、润肠通便、解毒散结的功效。适用于食管癌、胃癌、直肠癌、肝癌、肺癌、骨癌、脑肿瘤、黑色素瘤及白血病；尤其适用于癌症之体弱血虚者，化疗或放射治疗过程中及其放、化疗之后白细胞减少者。现代研究表明：何首乌的水提取物能明显降低已知诱变剂诱发的回复突变，对损伤剂诱发的细胞DNA损伤也有保护作用，从而说明何首乌有防治肿瘤的作用。大黄酸、大黄素对小鼠黑色素瘤有抑制作用；大黄素对小鼠乳腺癌，大黄酸对癌细胞也有抑制作用。

（6）红豆蔻：为姜科植物大高良姜的果实。主要含有大高良姜内酯、高良姜素等成分。红豆蔻味辛，性温。具有散寒、燥湿、消食的功效。适用于食管癌。现代研究表明：良姜的热水提取物对小鼠180腹水癌有抑制作用。大高良姜内酯是从大高良姜种子中分离的化合物，具有一定的抗肿瘤作用和抗真菌活性。红豆蔻治食管癌虚寒型者：红豆蔻（去皮）、荜茇、肉桂心、白术、当归（研，微妙）、人参（去芦头）各25克，附子50克（炮裂，去皮、脐），豆蔻（去皮）1克，干姜（炮裂）25克，陈皮（汤浸，去白瓤，焙）1克，川椒（去目及闭口者，微炒去汗）1克。共捣罗为末，炼蜜和捣二三百杵，制丸如梧桐子大。不计时候，以生姜汤送服30丸（30～40克）。对兼见腹痛、体冷、呕沫、不欲食者有效。

（7）猴菇菌：为担子菌纲多孔菌目齿菌科猴头菌的培养物。主要含有多糖体及多肽类等成分。猴菇菌味甘，性平。具有补养脾胃、强身抗癌的功效。适用于食管癌、胃癌、贲门癌等消化道肿瘤，尤其是患癌而体弱者。放、化疗时的辅助治疗。现代研究表明：猴菇菌体外实验可抑制艾氏腹水癌细胞的DNA和RNA的合成，阻止胸腺嘧啶去氧核苷酸和脲嘧啶核苷酸的掺入；其抑制程度与药物浓度有关，动物实验表明对小鼠肉瘤180有抑制作用。猴菇菌能提高淋巴细胞转化率，升提白细胞，增强人体免疫功能。猴菇菌治疗食管癌方：菇菌糖粉（取猴菇菌干浸膏，加糖粉混合制得，每克内含浸膏0.85克。每次2～3克，每日3次。个别患者服用猴菇菌后有胃部饱胀及大便溏薄等症状。

（8）黄芪：为豆科黄芪属植物膜荚黄芪、内蒙黄芪、金翼黄芪、多花黄芪等的干燥根。主要含有香豆素、黄酮化合物、槲皮素、鼠李果素、异鼠李素、胆碱、甜菜碱，以及多糖等成分。黄芪味甘，性微温。具有补气扶阳、补中益气的功效。适用于食管癌、贲门癌、胃癌、肠癌、骨瘤、鼻咽癌、海绵状血管瘤、肺癌吐血、癌症气虚者及肿瘤手术前、后，放、化疗后正气虚者，体虚易感者。肺脾气虚及中气下陷者。现代研究表明：黄芪有抗癌活性，可促进机体的体液免疫，提高网状内皮系统的吞噬功能，提高淋巴细胞转化率，其水提液在体外对淋巴细胞的增殖具有促进作用，有利于癌症患者的细胞免疫，是一种免疫促进剂。黄芪多糖有广泛的生物活性，体内试验有抗癌作用，但体外试验并不能直接杀死癌细胞。黄芪治食管癌患者气阴两虚方：党参15克，黄芪15克，太子参15克，白毛藤20克，白花蛇舌草20克，白术12克，茯苓12克，沙参10克，黄精12克，女贞子12克，甘草5克。一日1剂，水煎，分2次服，术前连服3日。

（9）绞股蓝：为葫芦科植物绞股蓝的全草。主要含有50多种绞股蓝皂苷，其中有一些与人参皂苷的结构完全相同。绞股蓝性凉，味甘。具有清热解毒、护肝利胆的功效。适用于食管癌、肝癌、子宫癌、胃癌、肺癌、恶性黑色素瘤、脂肪瘤、脑肿瘤、乳腺癌等。现代研究表明：绞股蓝提取物对肝癌细胞和肺癌细胞有一定的抑制作用。绞股蓝皂苷能防止正常细胞癌变，引导癌细胞变成正常细胞，对培养的肝癌、胃癌、皮肤癌、子宫癌、肺癌、腹水癌、乳腺癌、黑色素瘤细胞有较好的抑制作用。绞股蓝对自然杀伤细胞活性有显著增强作用。自然杀伤细胞是一种不需预先致敏就能溶解和破坏靶细胞的杀伤细胞。该细胞破坏的靶细胞主要为各种肿瘤细胞，以及感染某些病毒或细菌的细胞，同时它参与机体免疫反应的调节。故自然杀伤细胞在抗肿瘤和防治疾病中起着重要作用。

（10）灵芝：为多孔菌科多孔菌属植物赤芝、紫芝的担子果。主要含有糖类、氨基酸、微量蛋白质、甾类、三萜类、生物碱、香豆精苷、挥发油等，其中灵芝多糖是其抗肿瘤有效成分。灵芝味甘，性平。具有滋补强壮、止咳平喘的功效。适用于食管癌、肺癌、胃癌、鼻咽癌、白血病等。现代研究表明：灵芝对用甲基甘氨酸乙酯亚硝胺诱发食管癌变有一定抑制作用，使肿瘤发生的数目减少，体积减小。灵芝对小白鼠肉瘤180有抑制作用，腹腔注射抑瘤率为83.9%。灵芝对细胞及体液免疫均有增强作用。灵芝具有升高白细胞的作用。灵芝配合化疗、放射治疗，手术结合应用治疗食管癌等癌症，可增强疗效、减轻不良反应。

（11）芦笋：为百合科天门冬属植物石刁柏的嫩芽和茎。主要含有天门冬素、香豆精、谷胱甘肽、松柏苷、白屈菜酸、辣椒黄素、芸香苷，以及丰富的钾、多种微量元素、氨基酸等。芦笋味苦甘，性微寒。具有润肺镇咳、祛痰杀虫的功效。适用于食管癌、肺癌、淋巴肉瘤、乳腺癌、胃癌、肝癌、直肠癌。现代研究表明：一定浓度的芦笋原汁对人食管癌离体细胞有明显的细胞毒作用。癌症患者在每日早、晚服4汤匙芦笋的浓汁可起到治疗作用。对一般人用芦笋预防癌症时，可在早餐和晚餐时，分别服2汤匙用水冲稀的浓汁。芦笋不应生食，也不要存放1周以上再吃。重要的是，在治疗过程中不中断，直至医学上确诊患者的癌瘤已消除，方可停食。

（12）人参：为五加科植物人参的根。主要含有人参皂苷、人参烯、人参酸、糖类、多种氨基酸、多种维生素、胆碱、酶、胆胺等，并含微量元素铜、铁、锌、锰、锶等成分。人参味甘、微苦，性温。具有大补元气、补肺健脾、生津、安神、益智的功效。适用于食管癌、肺癌、胃癌中晚期，肝癌、白血病、子宫颈癌、乳腺癌、头颈部癌肿、纵隔淋巴肉瘤等各种肿瘤正气虚弱者、各种肿瘤患者的放、化疗期间及各种肿瘤的手术后康复期正气虚弱者。头颈部癌肿放射治疗后的不良反应者。现代研究表明：人参总苷及多糖部分对癌细胞有抑制作用。人参与黄芪、灵芝等制成复方，对癌细胞抑制率高于单味人参，人参能促进白细胞的生成，防治因放射治疗或化疗所引起的白细胞减少。人参可增强机体免疫力，能使淋巴细胞数增加，促进淋巴母细胞转化，增强网状内皮系统功能，提高免疫球蛋白的生长，提高晚期肿瘤患者的细胞免疫功能。人参治食管癌方：人参汁、桂圆汁、芦根汁、蔬菜汁、梨汁、人奶、牛乳各等份，加姜汁少许，隔水炖成膏，徐徐频服。

（13）沙参：为桔梗科沙参属植物四叶沙参及杏叶沙参或其同属植物的根。主要含有三萜类皂苷、呋喃香豆精类、花椒毒素、β谷甾醇、磷脂等成分。沙参味甘，性微寒。具有清肺止咳、养胃生津、且益肺气的功效。适用于食管癌、肝癌、肺癌、鼻咽癌，宫颈癌、淋巴肉瘤等证属肺胃阴虚或气阴两虚者，以及放射治疗引起的不衣反应，如口干舌燥，气阴耗损或放射性肺炎等。现代研究表明：花椒毒素对肿瘤有显著的抑制作用，将其稀释至1∶10 000仍可抑制肿瘤生长。沙参可提高小鼠细胞免疫和非特异性免疫，且可抑制体液免疫，具有调节免疫平衡的功能。沙参治食管癌方：沙参15克，丹参、川贝母、郁金、法半夏，全瓜蒌、桃仁各9克，红花、佛手各5克，砂仁壳3克，半枝莲30克。水煎2次分服。能解郁理气，化痰行瘀，使食道梗阻、胀闷嗳气等缓解，恢复饮食。

（14）天冬：为百合科多年生攀援状草本植物天冬的块根。主要含有天门冬酰胺、5-甲氧基甲基-糖醛、β谷甾醇、菝葜皂苷元、内酯、黄酮、强心苷及多糖类等成分。天冬味甘、苦，性大寒。具有清肺降火、滋阴润燥的功效。适用于食管癌、乳腺癌、白血病、胃癌、恶性淋巴瘤等及放射治疗后口干津少火燥等症。现代研究表明：天冬对小鼠 肉瘤180有一定抑制作用，对急性淋巴细胞性白血病、急性单核细胞性白血病及慢性粒细胞型白血病白细胞的脱氢酶有一定的抑制作用，并能抑制急性淋巴细胞性白血病患者白细胞的呼吸。能延长抗体存活时间，从而增强机体的体液免疫能力。天冬治食管癌方：天冬、麦冬各9克，天花粉18克，党参、生山药各15克，桃仁9克，赭石 30克。水煎服，每日1剂。脾胃虚寒，食少便溏者慎服天冬。

（15）岩白菜：为虎耳草科植物岩参和厚叶岩参的全草或根茎。主要含有岩白菜素、熊果酚苷、鞣质等成分。岩白菜性平，味甘。具有滋补强壮、止血镇咳、清热解毒的功效。适用于食管癌、胃癌疼痛、肺癌吐血。现代研究表明：岩白菜提取物能抑制食管上皮细胞的增生，对食管癌有预防效果。岩白菜治食管上皮重度增生方：岩白菜根茎 15克，研粉。开水冲服，为一天量，分2次服。

（16）玉竹：为百合科植物玉竹的根茎。同属植物热河黄精、小玉竹也同等作为玉竹入药。主要含有铃兰苦苷、铃兰苷、槲皮醇和维生素A、玉竹黏多糖等成分。玉竹味甘，性平。具有败毒抗癌、培养肺脾之阴的功效。适用于食管癌、乳腺癌、肺癌、鼻咽癌放射治疗后口腔糜烂，各种晚期癌症气阴两虚者。现代研究表明：玉竹水提取物对人子宫颈癌细胞26有很好的抑制作用。抗癌药噬菌体法体外筛选，玉竹有抗噬菌体的作用。玉竹治食管癌偏于阴虚方：玉竹、石斛、生地黄、乌梅各10克，沙参、天冬、麦冬、玄参各15克。若口干可加芦根30克，天花粉15克；干呕者加姜竹茹10克；便秘者加火麻仁10克。水煎服，一日1剂。

（17）猪苓：为植物多孔菌科真菌猪苓的干燥菌核。主要含有麦角甾醇、水溶性猪苓多糖、粗蛋白、无机盐及生物素等成分，猪苓多糖是其抗癌有效成分。猪苓味甘、淡，性平。具有利水渗湿排毒的功效。适用于食管癌、胃癌、肝癌、肺癌、白血病、子宫颈癌、肾癌、膀胱癌等。现代研究表明：猪苓水溶物对小鼠肉瘤180有较强的抑制率。猪苓多糖类物质经实验及临床证明具有免疫刺激作用，能促进荷瘤动物脾脏抗体产生增多，腹腔巨噬细胞的吞噬活性增加，提高患

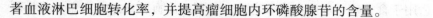

者血液淋巴细胞转化率，并提高瘤细胞内环磷酸腺苷的含量。

（18）茯苓：为多孔菌科真菌茯苓的干燥菌核。主要含有多糖、三萜类成分，以及蛋白质、脂肪、卵磷脂、组氨酸、胆碱、腺嘌呤、麦角甾醇及钾盐、酶、葡萄糖等。主要抗癌成分茯苓多糖。茯苓味甘、淡，性平。具有利水渗湿、健脾和中、宁心安神的功效。适用于食管癌、胃癌、肠癌、肺癌、鼻咽癌、肾癌、宫颈癌、白血病、膀胱癌、乳腺癌、肝癌等。现代研究表明：茯苓聚糖对肉瘤180癌细胞有直接杀伤作用，此作用是通过抑制DNA、RNA的合成而实现的。茯苓可提高巨噬细胞吞噬功能、促进免疫球蛋白形成的作用。

（19）菝葜：为百合科落叶灌木植物菝葜的根茎。主要含有帕利林皂苷、菝葜皂苷A、菝葜皂苷B、菝葜皂苷C、生物碱、氨基酸、有机酸、糖类等成分。菝葜味甘、酸，性平。具有解毒消肿、祛风利湿的功效。适用于食管癌、贲门癌、召痛、肠癌、肝癌、胰腺癌、鼻咽癌、脑瘤、宫颈癌。现代研究表明：用噬菌体体外筛选，菝葜有抗噬菌体的作用，提示有抗肿瘤活性。临床运用菝葜治疗食管癌的报道较为多见。菝葜治食管癌方：取菝葜500～625克，加3500克水浸1小时，再小火煮3小时；去渣后，药液加入肥肉30～60克，再煮1小时；浓缩至2小碗（约500克），于一天内分多次饮服。

127.抗食管癌的中药还有哪些

除了上述中药可以抗食管癌外，还有一些可以抗食管癌的中药放在此一并讨论。其中，有的性味甘涩，有收敛止血之功；有的性温味辛，有驱风散寒除湿之功；有的性温味辛，有行气止痛之功；有的性寒味苦，有清热通淋之功；有的性寒味苦，有平喘润肠之功；有的性寒味苦辛，有消肿利水散结之功。总之，性味不同，功效亦异；并以外用和丸散用药为主的药物为多，临床可根据食管癌的证情选取相应的药物而用之。

（1）艾叶：为菊科植物艾的干燥叶片。主要含有水芹烯、毕澄茄烯、侧柏醇、胆碱、维生素样物质等成分。艾叶味苦、辛，性温。具有散寒除湿、温经止血的功效。适用于食管癌、乳腺癌、子宫癌、鼻咽癌出血及虚寒性出血。现代研究表明：艾叶有抗癌活性，用噬菌体诱导试验法表明艾叶有抗噬菌体的作用。野艾对多种移植性肿瘤有抑制作用。临床用野艾制剂治疗食管癌及乳腺癌等，可缓解与改善症状，控制病情恶化，总有效率为58%，此外，若与化疗药物同用，可预防化疗所引起的血尿和尿路刺激症等不良反应，治疗此不良反应，能在短期内治愈。

（2）沉香：为瑞香科常绿乔木植物沉香或白木香的含有黑色树脂的木材。主要含有挥发油、沉香醇、沉香呋喃、氢化桂皮酸、甲氧基氢化桂皮酸等成分。沉香味辛、苦，性温。具有行气止痛、降逆调中、温肾纳气的功效。适用于食管癌、肠癌、胃癌、肝癌等。现代研究表明：沉香在体内有抗肿瘤的治疗作用。从沉香树的茎皮中提得两种细胞毒成分，经淋巴细胞性白血病888细胞系统体外实验，提示有抗癌活性。沉香治食管癌方：沉香曲、急性子、蜣螂、半夏、竹茹、旋覆花、川楝子各12克，木香、丁香、石斛、北沙参、麦冬、天冬、当归、豆蔻，厚朴各9克，赭石、仙鹤草各30克；水煎服。能使吞咽顺利，病灶稳定，精神和体力明显改善。

（3）儿茶：为豆科植物儿茶的枝干煎汁浓缩而成的干燥浸膏。浸膏中主要成分为表儿茶素、儿茶素、槲皮素、儿茶鞣酸等。儿茶味甘、苦、涩，性微寒。具有败毒抗癌、敛疮消肿、化痰生津、止血的功效。适用于食管癌梗阻、肝癌、乳腺癌、直肠癌、肛门癌肿痛、宫颈癌、阴道癌、骨巨细胞瘤、淋巴癌、皮肤癌溃烂、鼻咽癌流涕渗血等。现代研究表明：茶浸剂对常见致癌因素黄曲霉菌素 B_2 抑制率为92%；对常见致癌因素小梗囊胞菌素抑制率达100%。故可作为肿瘤发生的预防剂或阻断剂。儿茶浸膏在体外对艾氏腹水癌细胞有较强的杀灭作用。儿茶治食管癌梗阻方：儿茶、三七、硼砂各15克，沉香、猪牙皂各9克，朱砂6克，冰片3克，沉香1.5克。共研为末，炼蜜作200丸，每次含化2丸，一日8～10次。

（4）汉防己：为防己科多年生落叶缠绕藤本植物粉防己的干燥块根。主要含有粉防己碱、防己诺林碱，轮环藤季胺碱，此外还有黄酮苷、酚类、氨基酸，有机酸及糖类等成分。汉防己味苦、辛，性寒。具有利水止痛、祛风除湿的功效。适用于食管癌，肺癌、胃癌、肝痛、鼻咽癌及癌性胸、腹水等。风湿痹痛、水肿、脚气浮肿。现代研究表明：汉防己甲素有明显的抗癌作用。体内试验对艾氏腹水癌腹水型、B型及T型、肝癌小鼠瘤株等有明显抑制作用。汉防己治食管癌梗阻方：粉防己、半夏、佩兰各12克，降香4克，乌梅15克，陈皮9克，炮穿山甲（代）45克，水煎服。对解除梗阻疗效显著。汉防己苦寒较甚，用量大者会损伤胃气，故需注意。食欲不振及阴虚无湿热者忌用汉防己。

（5）胡桃：为胡桃科胡桃属植物核桃及胡桃的树枝、种膈、未成熟果实的果皮。主要含有桦木醇、胡桃醌、黄酮苷、鞣质及没食子酸等成分。抗癌活性成分为桦木醇。胡桃味甘、涩，性温。具有解毒抗癌、消肿化结、除痛止痒的功效。适用于食管癌、肺癌、胃癌、贲门癌、直肠癌、卵巢癌、宫颈癌、甲状腺癌、皮肤癌、肝癌等。现代研究表明：胡桃未成熟果实的酒浸物对艾氏腹水型癌实体和小鼠肉瘤180及肉瘤37有抑制作用。有人认为这是由于维生素 C的作用，维生素C能明显阻断致癌物质亚硝酸胺在体内的合成，故有抑制作用。临床上有人试用于多种肿瘤，认为对食管癌、贲门痛等具有改善症状，减少痛苦，增进食欲及镇痛、生血、保肝等作用。

（6）桑枝：为桑科植物桑的嫩枝。主要含有腺嘌呤、桑色素、桑色烯、环桑素、桑桐、葫芦巴碱、东莨菪素等成分。桑枝味苦，性平。具有祛风湿、利关节、行水气的功效。适用于食管癌。现代研究表明：给小鼠皮肤上涂以致癌因子，再涂以癌催化剂，2～3周后，小鼠100％诱生了皮肤癌，而另一组，同时给予桑枝提取物口服，结果只有50％发生了癌症。桑枝中的黄酮类物质（桑素等）可作用于癌细胞发生的第二阶段，即可使细胞遗传因子免于癌化，对致癌性催化剂有拮抗作用。桑枝治食管癌方：桑枝、槐枝、桃枝、柳枝、两头尖，巴豆（去壳）、莪术、三棱、蜂房、红花、白芷、大黄、生南星、生地黄、穿山甲（代）、赤芍、肉桂、玄参、独活、羌活、没药、乳香、芒硝、阿魏各15克，京丹210克，过山龙250克，木鳖子10个，蜈蚣5条，麻油120克，蟾蜍7个。以上诸药用麻油熬炼至枯，捞除药渣后，再熬炼至滴水成珠，纱布过滤，除尽残渣后加入系丹，熬成膏药；稍冷后加入阿魏、芒硝、乳香、没药等细粉，搅和均匀，收膏，即成。贴敷于癌灶外皮肤及上脘、中脘穴，每日换药1次。

（7）乌梅：为蔷薇科落叶乔木植物梅树的未成熟果实（青梅）的加工熏制品。主要含有枸橼酸、苹果酸、琥珀酸、酒石酸、齐墩 果叶酸、谷甾醇等成分。乌梅味酸、涩，性平。具有敛肺涩肠、生津安蛔的功效。适用于食管癌、胃癌、大肠癌、宫颈癌、皮肤癌、阴茎癌。现代研究表明：乌梅有抑制肿瘤活性作用，其煎剂对小鼠肉瘤180、艾氏腹水癌有抑制作用。乌梅治食管癌方：毕枝莲100克，加水 1500毫升，煎成100毫升，过滤。加乌梅汤50毫升，过滤3次即可。每次饭后服50毫升，日服3次。乌梅酸涩收敛，故外有表邪或内有实热积滞者均不宜服。

（8）喜树：为珙桐科植物喜树的果实、根皮、树皮和叶。主要含有喜树碱、羟墓喜树碱等成分，尚含印度鸭脚树碱、谷甾醇、没食予酸衍生物等；喜树味苦、涩，性寒，有毒。具有化瘀散结、抗癌解毒的功效。适用于食管癌、胃癌、肠癌、肝癌、宫颈癌、膀胱癌、淋巴肉瘤、白血病等。现代研究表明：喜树碱及其衍生物确有较强的抗癌作用和较宽的抗癌谱，对小鼠淋巴细胞白血病615、吉田肉瘤、肉瘤180、肉瘤37、脑瘤11、艾氏腹水肝癌、瓦克癌等均有明显抑制作用。喜树碱经实验证明是DNA合成抑制剂，对S期细胞具有最大的细胞毒性。从一些经喜树碱制剂治疗的病例中取到的肝癌标本上可以见到，癌组织及其周围有大量淋巴细胞浸润，癌组织有显著的纤维化组织包裹，其中亦广泛纤维化，细胞核浓缩、破裂，细胞体萎缩、变形，甚至消失。喜树碱抗癌的作用机制可能与抑制DNA聚合酶而影响DNA的合成，直接破坏或与之结合，而使DNA易受内切酶的攻击有关；并对小鼠腹水肝癌细胞分裂的四期均有明显抑制作用。肾功能减退者及孕妇禁用喜树。

（9）仙鹤草：为蔷薇科龙芽草属植物龙芽草的根芽，全草。主要含有仙鹤草素、仙鹤草内酯、黄酮苷类、维生素C、维生素K、鞣质、挥发油、仙鹤草酚

A、仙鹤草酚B、仙鹤草酚C、仙鹤草酚D、仙鹤草酚E等成分。仙鹤草味苦，性凉。具有解毒消肿、收敛止血的功效。适用于食管癌、肝癌、胃癌、乳腺癌、白血病、肺癌、宫体腺癌、骨癌、胰腺癌等。现代研究表明：将仙鹤草提取物分别加入癌细胞培养液和正常细胞培养液中，能完全杀灭癌细胞，而正常细胞不受影响。仙鹤草治食管癌方：仙鹤草30克，当归、蜣螂、石斛、麦冬、天冬、姜半夏、竹茹、旋覆花各12克，赭石30克，木香、公丁香、沉香曲、豆蔻、川楝子、厚朴、南沙参、北沙参各9克，急性子15克。水煎服，一日1剂。

（10）杏仁：为蔷薇科落叶乔木植物杏或山杏的成熟种子。主要含有苦杏仁苷、苦杏仁苷酶、苦杏仁酶、苦杏仁苷酶、杏仁油、多种游离氨基酸等成分，抗癌有效成分为苦杏仁苷。杏仁味苦，性微寒，有小毒。具有祛痰止咳平喘、润肠通便的功效。适用于食管癌、肺癌、肠癌、宫颈癌、子宫及附件肿瘤、腹腔肿瘤、霍奇金病、胸膜癌等证属痰涎壅盛者。现代研究表明：杏仁热水提取物粗制剂对人子宫颈癌的抑制率为50%～70%。苦杏仁苷加β葡萄糖苷能明显提高抗癌效力。小鼠自由摄食苦杏仁可抑制艾氏腹水癌的生长，并使生存期延长。苦杏仁有小毒，慎长期大量服用。脾胃虚寒者慎用。

（11）泽漆：为大戟科越年生草本植物泽漆的全草。主要含有溶血性皂苷泽漆皂苷、泽漆醇、黄酮类化合物、大戟乳脂、麦芽糖、果糖、三萜、丁酸等成分。泽漆味辛、苦，微寒，有毒。具有利水消肿、化痰止咳、散结的功效。适用于食管癌、肺癌、肝癌、胃癌、乳腺癌、淋巴肉瘤、宫颈癌、皮肤癌等。现代研究表明：泽漆有抗肿瘤作用，对小鼠肉瘤180、小鼠肉瘤37、白血病160等癌株有抑制作用。泽漆治食管癌方：泽漆、丹参、鸡内金、全蝎、蜈蚣、制马钱子各15克，雄黄30克；共研细末，炼蜜和丸，丸重1.5克；每服1丸，一日3次，黄酒或温开水送服。能使癌肿缩减，吞服顺利。泽漆苦寒有毒，剂量过大则可致苍白、乏力、呕吐等。

（12）诃子：为使君子科植物诃子的成熟果实。主要含有诃子酸、诃黎勒酸、鞣云实素、诃子素、原诃子酸、没食子酰葡萄糖、槲花酸及没食子酸、毒八角酸、糖类、氨基酸等成分。诃子味苦、酸、涩，性平。具有败毒抗癌、涩肠止泻、敛肺保津的功效。适用于食管癌、肠癌、咽喉癌、肺癌等。现代研究表明：诃子提取物对小鼠艾氏腹水癌和棱形细胞肉瘤等有抑制活性的作用。诃子治食管癌方：诃子、菱实、紫藤、薏苡仁各9克。煎汤服，一日3次。凡外有表邪、内有湿热积滞者忌服诃子。

（13）莨菪：为茄科植物莨菪的叶、根、种子。主要含有为莨菪碱、阿托品、东莨菪碱等成分。生物碱的含量以根为最高，依次为花、果实、叶、茎。叶中生物碱含量以开花期为最高，种子则在收获后含量最低。莨菪味苦，性寒，有大毒。具有镇痛、解痉的功效。适用于食管癌梗阻、胃癌疼痛、支气管肺癌呛咳、大肠癌泻泄、皮肤癌表面坚如石末作脓者、腹腔肿瘤偏于寒者、脑肿瘤、鼻咽癌颈部转移等。现代研究表明：莨菪中的生物碱对小鼠淋巴细胞白血病有抑制作用。东莨菪碱体外实验，对鼻咽癌细胞有抑制作用。东莨菪碱对哌替丁的镇痛效果有协同作用，可用于癌性疼痛的辅助治疗。莨菪治食管癌梗阻方：莨菪根0.3克，研成末，调蜂蜜30克。慢慢冲水含咽。一日3～5次。莨菪根外形颇似胡萝卜，常杂长于胡萝卜地内，故有误食中毒者。其临床表现以精神症状为主。可能系其所含阿托品类生物碱所致。中毒者，经一般对症治疗均获痊愈。

（14）枸橘李：为芸香科植物枸橘的未成熟果实。主要含有枳属苷、橙皮苷、柚皮苷等黄酮类；尚含茵芋碱及石竹烯等挥发性成分。枸橘李味辛，性温。具有破气散热的功效。适用于食管癌、胃癌胀痛呕吐者、恶性淋巴瘤等。现代研究表明：枸橘李对小鼠艾氏腹水癌细胞有抑制作用。枸橘的幼果粉末对致癌性小梗囊胞菌毒素抑制率高达100%，对黄曲霉菌毒素B_1有轻度的抑制活性。枸橘李治食管癌方：枸橘李、乌梅、厚朴、羚羊角各10克，吉林红参、当归、昆布、天冬、百合各15克，木香6克。共为细末，炼蜜为丸，每丸3.5克。每天早、晚各服1丸，开水送服。

（15）蝮蛇：为蝮蛇科动物蝮蛇去内脏的全体。主要含有蝮蛇毒素、出血因子等成分。蝮蛇味甘，性温，有剧毒。具有祛风攻毒、散结疗恶疮、补肝肾的功效。适用于食管癌、胃癌、骨肿瘤及癌症疼痛。现代研究表明：蝮蛇毒对小鼠肉瘤180、肝肉瘤、网状细胞肉瘤、艾氏腹水癌等均有不同程度的抑制作用。蝮蛇毒素所含的精氨酸酶对癌症转移在血管壁形成斑块有消除作用，可防止癌症的转移。蝮蛇全蛇蒸馏液能增强动物网状内皮系统功能。

（16）瞿麦：为石竹科多年生草本植物瞿麦及石竹的带花全草或根。主要含有皂苷、维生素A类物质、挥发油、丁香油酚、皂苷、糖类及少量生物碱。瞿麦味苦、性寒。具有清热利水、活血通经的功效。适用于食管癌、直肠癌、膀胱癌、子宫颈癌、贲门癌、结肠癌。现代研究表明：瞿麦提取物对人体贲门癌及膀胱癌细胞等有一定抑制作用。瞿麦治食管癌方：鲜石竹根30～60克（干根24～30克）以米泔水洗净，煎服，一日2次，治疗食管癌、直肠癌取得良好疗效，或配用人参、茯苓、白术、甘草煎服，治食管癌、直肠癌有一定疗效。孕妇忌用瞿麦。

❋ 128. 朱良春教授如何用通膈利咽散治疗食管癌

通膈利咽散由水蛭10克，炙全蝎、炙蜈蚣各20克，僵蚕、蜂房各30克，炙壁虎20克，制海藻30克组成。上药共研细末。每次5克，一日3次，用西洋参（阴虚者用红参，煎汤送服）。具有消坚破结、解毒心瘀、通膈利咽、抗肿瘤的功效。适用于中晚期食管癌。

朱良春教授还擅用虫药治疗疑难杂症，曾治不少肿瘤患者，尤其是食管癌患者，效果殊为显著。朱良春教授认为食管癌在病理上有鳞癌、腺癌之不同，在辨证上有虚实之分，早中期多表现为气滞、痰聚、血瘀、毒踞的实证，晚期则因病程缠延日久，进食困难，而致气阴两亏虚实夹杂。朱良春教授认为，水蛭是一味化瘀峻品，具有活血化瘀、消癌破结的功效。本验方治疗中晚期食管癌，能控制进展，或可临床缓解，延长生存期。上列虫类药均有消坚破结、解毒化瘀之功，西洋参补益气阴，提高机体抗病能力，扶正祛邪冶为一炉，宜其功宏。

129.谢英彪教授如何用壁虎菱角粉治疗食管癌

壁虎菱角粉由活壁虎40条、菱角粉100克组成。先将活壁虎处死，烘干或焙干，研成细末，与菱角粉充分拌和均匀，分成20份，分别用洁净白纸包好，装入瓶内，防潮，备用。一日2次，每次取1包，用温开水调服。具有解毒散结、解毒抗癌的功效。主治各型食管癌。

壁虎，中药名天龙，性味咸、寒，有很强的解毒散结功效。壁虎体中含有丰富的维生素F，维生素F已被证明有一定的抗癌活性。有学者在《北京中医》杂志报道，以复方壁虎酒治疗42例食管癌，且用1971年原卫生部制定的食管癌疗效评定标准判断，结果：治愈13例，临床治愈19例，显效7例，无效3例，总有效率92.86%。菱角具有抗癌活性，已经引起医药学界的极大关注。有报道称，日本东京药科大学的一项实验指出，两角菱和四角菱的抗癌活性有很大差异。四角菱的热水浸出物对小鼠肉瘤S180抑制率60%；50%乙醇浸出物对小鼠肉瘤的抑制率为38.8%。以壁虎、菱角共为细粉组成的本经验方，谢老观察不仅对大肠癌有较好的辅助治疗效果，而且制备好的混合粉剂，只需用温开水调服，十分方便，也易于坚持，尤为适于中老年大肠癌患者的辅助治疗。

130.谢英彪教授如何用冬凌草蜂蜜饮治疗食管癌

本方由冬凌草50克、蜂蜜30克组成。用时将冬凌草洗净，晾干后切成小段，放入沙锅，加水适量，煎煮2次，每次15分钟，合并2次滤汁，放入容器，趁温热时兑入蜂蜜，调拌均匀。早、晚2次分服。具有抗癌清热解毒的功效。主治各型食管癌。

冬凌草，别称"冰凌花"，为唇形科多年生草本植物冬凌草全株。现代药理研究证实，冬凌草全株入药，其煎剂、醇浸剂对动物肉瘤180、艾氏腹水癌、肉瘤37、子宫颈癌14和Walker肉瘤等均有一定的抑制作用。冬凌草甲素或乙素对动物L1210、P388、艾氏腹水癌（ECA）、肝癌及BS180腹水型等有明显的抗肿瘤作用，使动物存活期明显延长或长期存活；而且对人体食管癌109细胞株及人体肝癌BEL7402细胞株亦有明显的细胞毒作用。经谢英彪教授观察发现，冬凌草配以蜂蜜制成的冬凌草蜂蜜饮适用于中老年食管癌早期患者，对术后及放射治疗后也有一定的辅助疗效，坚持服食3个月以上效果较好。

❋ 131.余桂清主任中医师如何用扶正增效方治疗食管癌放射治疗合并症

扶正增效方由太子参10克、炒白术10克、生黄芪30克、天冬10克、天花粉10克、枸杞子15克、女贞子15克、红花10克、苏木10克、鸡血藤15克组成。口干咽燥者加沙参、麦冬；咽痛溃疡者加双花、板蓝根、山豆根；恶心、呕吐者加橘皮、清半夏、竹茹；胸痛者加延胡索、郁金；吞咽困难者加威灵仙、急性子。水煎服，每日1剂，2次分服。具有健脾益气、滋阴生津、补益气血、活血化瘀的功效。适用于食管癌诊断明确者；行根治性放射治疗时同时服用此方，对放射治疗有减毒增效之作用。

本方以太子参、白术健脾益气，天冬、花粉滋阴生津，生黄芪、鸡血藤补益气血，枸杞子、女贞子滋补肝肾，红花、苏木化瘀生新。本方由扶正培本、活血化瘀之方药组成，既能扶正培本又能减轻放射反应及增加放射敏感性。

❋ 132.适用于食管癌的中药汤剂还有哪些

（1）地黄茱萸泽泻汤：生地黄15克，山茱萸、泽泻、牡丹皮、淮山药、白茯苓、怀牛膝、薏苡仁、鸡内金各10克，生牡蛎30克，麦冬、金石斛各10克。水煎取药汁。一日1剂，分2次服。具有养阴补肾、消肿散结的功效。适用于食管癌。

（2）四汁莲藤汤：韭菜汁、生姜汁、蜜汁、梨汁各1匙，鲜竹沥1支，半枝莲、半边莲、藤梨根各30克，旋覆花（包）12克，赭石（先煎）15克，姜半夏10

克，陈皮、佛手、薤白头各10克。水煎取药汁。一日1剂，分2次服，30剂为一疗程。具有降逆和胃、理气化痰的功效。适用于食管癌痰湿交阻型。

（3）白花蛇舌草抗癌汤：白花蛇舌草30克，蒲公英80克，半枝莲12克，山豆根15克，山慈菇10克，鸦胆子10克，黄药子10克，露蜂房10克，三七参9克，斑蝥去头足1克，蟾酥0.5克。水煎取药汁。每日1剂，分2次服。具有清热解毒、活血祛瘀、抗癌散结的功效。适用于瘀毒内结型食管癌。

（4）参芪白术山药汤：黄芪30克，党参15克，白术9克，山药37克，白芍15克，熟地黄20克，当归11克，赤芍12克，急性子6克，白花蛇舌草40克，焦三仙各9克，生甘草6克。水煎取药汁。每日1剂，分2次服。具有益气养血扶正，化瘀解毒祛邪的功效。适用于气虚血虚、瘀毒内结型食管癌。

（5）僵蚕元参夏枯草汤：僵蚕15克，玄参30克，夏枯草30克，大枣150克，麦冬30克，莪术10克，金银花15克，壁虎5条，甘草10克。水煎取药汁。每日1剂，分2次服。具有扶正解毒的功效。适用于食管癌。

（6）土鳖虫蜈蚣汤：土鳖虫15克，蜈蚣2条，山慈菇、半枝莲、党参各20克，半夏10克。水煎取药汁。每日1剂，分2次服，7剂为一疗程。具有益气活血、解毒化痰的功效。适用于食管癌咽下困难症。

（7）半枝莲丹参汤：半枝莲30克，白花蛇舌草30克，刘寄奴30克，金佛草10克，赭石30克（先煎），柴胡10克，香附10克，郁金10克，炒枳壳10克，沙参10克，麦冬10克，玄参10克，清半夏10克，丹参10克。水煎取药汁。每日1剂，分2次服。具有益气活血、解毒化痰的功效。适用于食管癌。

（8）硇砂海藻昆布汤：硇砂2.7克，海藻15克，昆布15克，草豆蔻9克，乌梅3个，白花蛇舌草20克，半枝莲60克。水煎取药汁。每日1剂，分2次服。具有解毒软坚散结的功效。适用于食管癌。

（9）党参双冬山药汤：党参12克，麦冬15克，天冬15克，山药15克，代赭石31克，知母10克，花粉10克，当归10克，法半夏10克，枸杞子10克，瓜蒌仁10克，土鳖虫10克。水煎取药汁。每日1剂，分2次服。具有益气化痰活血的功效。

适用于食管癌。

（10）陈皮半夏木香汤：陈皮12克，清半夏12克，木香12克，丹参30克，厚朴12克，三棱13克，莪术13克，七叶一枝花30克，枳壳12克，吴茱萸5克，黄连12克，大黄7克，白芷7克，砂仁6克，甘草5克。水煎取药汁。每日1剂，分2次服。具有理气化痰、活血散结的功效。适用于食管癌。

（11）半夏党参丁香汤：半夏12克，党参12克，丁香3克，赭石24克，桔梗15克，旋覆花15克，竹茹15克，龙葵30克，白芷15克，蛇莓15克，半枝莲15克。水煎取药汁。每日1剂，分2次服。具有降气化痰、解毒散结的功效。适用于食管癌。

（12）参芪白术姜枣汤：党参12克，黄芪15克，白术15克，茯苓15克，陈皮9克，半夏9克，砂仁克，甘草6克，生姜3片，大枣5枚。水煎取药汁。每日1剂，分2次服。具有温补脾肾、益气回阳的功效。适用于食管癌气虚阳微型。

（13）槟榔甘草红花汤：槟榔15克，炙甘草、红花各3克，生地黄、熟地黄各15克，升麻、桃仁、当归各30克，仙鹤草15克，紫草15克，旋覆花（包）10克，赭石（先煎）30克，水蛭60克。水煎取药汁。每日1剂，分2次服。具有活血解毒的功效。适用于食管癌。

（14）瓜蒌贝母半夏汤：瓜蒌、浙贝母、清半夏、橘红各30克，半枝莲、七叶一枝花、白术各20克，生薏苡仁、露蜂房、砂仁、酒大黄各10克，黄连6克，胆南星、旋覆花各15克。水煎取药汁。每日1剂，分2次服。具有消痰利湿、软坚化结的功效。适用于食管癌。

（15）南星半夏瓜蒌汤：生胆南星、生半夏各30克，瓜蒌20克，黄药子、旋覆花各10克，赭石、石见穿、急性子各30克，天龙、蜈蚣各3克。水煎取药汁。每日1剂，分2次服。具有消痰燥湿、开关降逆的功效。适用于食管癌。

（16）当归杭芍柴胡汤：当归15克，杭白芍15克，柴胡10克，焦白术10克，茯苓15克，郁金12克，草河车10克，夏枯草30克，白芥子10克，僵蚕10克，土鳖虫10克，旋覆花10克，代赭石30克。水煎取药汁。每日1剂，分2次服。具有疏肝理气、软坚散结的功效。适用于食管癌。

（17）当归红花桃仁汤：当归20克，红花10克，桃仁10克，穿山甲（代）10克，大黄10克，党参30克，天冬15克，代赭石30克，莪术15克，半夏15克，天冬30克，知母15克，柿霜10克，半枝莲30克，干蟾皮10克。水煎取药汁。每日1剂，分2次服。具有活血化瘀，补托解毒的功效。适用于食管癌。

（18）生地赤芍丹皮汤：生地黄15克，赤芍15克，牡丹皮15克，枸杞子30克，山萸肉10克，猪苓各15克，地骨皮15克，石斛15克，天花粉20克，白花蛇舌草30克，半枝莲30克，干蟾皮10克，玄参15克，知母15克。水煎取药汁。每日1剂，分2次服。具有滋阴清热、扶正解毒的功效。适用于食管癌热毒伤阴型。

（19）沙参百合贝母汤：北沙参30克，百合30克，川贝母15克，淮山药30克，赤丹参15克，川郁金9克，金石斛30克，云苓15克，杭麦冬15克，旋覆花（另包）9克，赭石15克，白花蛇舌草30克，半枝莲15克。水煎取药汁。每日1剂，分2次服。具有润燥解郁、滋阴养胃的功效。适用于食管癌。

（20）黄芪人参蟾皮汤：生、炙黄芪各30克，人参10克，甘草10克，酒大黄10克，当归15克，枳壳10克，槟榔10克，半枝莲30克，降香10克，硇砂1.5克，半夏15克，白芥子10克，干蟾皮10克。水煎取药汁。每日1剂，分2次服。具有健脾益气、涤痰解毒的功效。适用于食管癌脾虚痰湿型。

（21）地黄当归半夏汤：生地黄、熟地黄、当归、制半夏、白花蛇舌草、七叶一枝花各30克，桃仁、厚朴、枳实各15克，天红花、炙甘草、升麻、大黄各10克。上药水煎并浓缩成200克，然后加入生姜汁、韭菜汁各6克。每日1剂，分6～8次服。具有活血养阴、解毒化痰的功效。适用于食管癌。

（22）旋覆花威灵仙汤：旋覆花15克，威灵仙15克，姜半夏9克，刀豆子9克，急性子9克，姜竹茹9克，代赭石30克，五灵脂9克，菝葜15克。水煎取药汁。每日1剂，分2次服。具有降逆化痰，解毒散结的功效。适用于食管癌。

（23）生地当归郁金汤：生地黄15克，当归15克，白芍12克，茯苓12克，白术15克，法半夏9克，麦冬15克，石斛12克，天花粉12克，郁金9克，竹茹6克，甘草10克。水煎取药汁。每日1剂，分2次服。具有滋阴养血、健脾化痰的功效。适用于食管癌。

（24）八角金盘石见穿汤：八角金盘10克，石见穿15克，八月札30克，半边莲15克，青皮10克，生山楂15克，泽兰10克，丹参10克。水煎取药汁。每日1剂，分2次服。具有清热解毒、活血化瘀的功效。适用于食管癌。

（25）七叶一枝花竹茹汤：七叶一枝花15克，竹茹10克，大黄6克，半夏10克，浙贝母10克，胆南星10克，沙参30克，丹参30克，郁金30克，败酱草30克，白花蛇舌草30克。水煎取药汁。每日1剂，分2次服。具有清热解毒、化瘀散结的功效。适用于食管癌。

（26）黄芪水蛭汤：黄芪45克，水蛭3条，七叶一枝花30克，黄药子15克，土鳖虫12克，穿山甲（代）12克，天竺黄10克，莱菔子10克，甘草9克。水煎取药汁。每日1剂，分2次服。具有益气活血、化瘀散结的功效。适用于食管癌。

（27）芦根鱼腥草汤：芦根30克，金荞麦根30克，生薏苡仁20克，鱼腥草20克，桃仁10克，浙贝母10克，桔梗10克，野菊花20克，甘草9克。水煎取药汁。每日1剂，分2次服。具有清热解毒、化痰排脓的功效。适用于食管癌。

（28）刘寄奴半枝莲汤：刘寄奴30克，半枝莲30克，白花蛇舌草30克，金佛草10克，赭石30克，柴胡10克，郁金10克，沙参10克，麦冬10克，玄参10克，丹参15克，川贝母10克。水煎取药汁。每日1剂，分2次服。具有清热解毒、滋阴降逆的功效。适用于食管癌。

（29）丹参石见穿汤：丹参15克，石见穿15克，八角金盘12克，八月札30克，蒲公英15克，半边莲15克，枳壳10克，生山楂15克。水煎取药汁。每日1剂，分2次服。具有清热解毒、理气化瘀的功效。适用于食管癌。

（30）降香乌梅陈皮汤：降香24克，乌梅15克，陈皮10克，半夏10克，佩兰12克，旋覆花10克，炮穿山甲（代）6克，粉防己10克，山慈菇20克，半枝莲30克，夏枯草15克。水煎取药汁。每日1剂，分2次服。具有理气降逆、消肿散结的功效。适用于食管癌吞咽困难。

（31）茯苓薏苡仁汤：茯苓、薏苡仁、炒山药各15克，藿香、车前子、扁豆、厚朴、清半夏、生甘草各10克。上药水煎，分3～4次服，每日1剂。具有健脾止泻的功效。适用于食管癌贲门癌术后腹泻。

✽133.食管癌患者可选用哪些茶饮方

（1）猕猴桃蜜饮：猕猴桃2枚，蜂蜜30克。将新鲜采摘的猕猴桃用冷盐开水浸泡片刻，洗净，剥开，取其果肉，切碎，捣烂，研成细糊状，加冷开水搅拌，调成黏稠汁液，兑入蜂蜜，加冷开水至300克，混匀即成。每日早、晚分饮。具有清热解毒、滋补抗癌的功效。适用于食管癌、胃癌、大肠癌等。

（2）箬竹嫩叶饮：箬竹嫩叶15克。将收来的箬竹嫩叶洗净，晒干或烘干，放入有盖杯中，用沸水冲泡，加盖闷15分钟即可。当茶，频频饮用，一般可冲泡3～5次。具有抗癌解毒、利肺清热的功效。适用于食管癌等。

（3）韭菜姜乳饮：韭菜汁2杯（约300克），姜汁、牛乳各1杯（约150克）。将韭菜汁、姜汁、牛乳混合均匀即成。多次少量频频温服。具有行气止逆、温中和胃的功效。适用于气滞型食管癌呃逆不止。

（4）豆蔻砂仁荷叶饮：豆蔻2克，砂仁2克，荷叶半张。将荷叶洗净，切碎，与拣杂洗净的豆蔻、砂仁同放入沙锅，加足量水，大火煮沸，改用小火煨煮20分钟，用洁净纱布过滤，取汁。当茶，每日分2次服食，服食时视需要可温服，频频饮用之。具有行气开胃、缓解噎膈的功效。适用于食管癌。

（5）棉花根半枝莲饮：棉花根、半枝莲各50克。将棉花根、半枝莲洗净，入锅加水适量，蒸煮40分钟，去渣取汁即成。上、下午分服。具有清热解毒、扶正抗癌的功效。适用于热毒型食管癌。

（6）杏仁茯苓干姜饮：苦杏仁4克，茯苓5克，干姜、甘草各2克。将以上4味洗净同入锅中，加水适量，煎煮2次，每次30分钟，合并滤汁即成。上、下午分服。具有化痰祛湿、和中抗癌的功效。适用于痰湿型食管癌。

（7）雪梨莲藕乳汁：雪梨1个，莲藕1段，韭菜1把，牛乳250克，生姜汁5

克。将雪梨去皮，莲藕洗净，一同榨取鲜汁50克，韭菜捣汁10克，此三汁与牛乳混匀，小火煮沸，复入生姜汁。频频喂饮，不计顿次。每日2剂，5～7天为1个疗程。具有健脾和胃、启膈止呕的功效。适用于食管癌放、化疗后呕吐，饮食不香，恶心呕吐等。

（8）人参雪梨汁：人参30克，牛乳300克，甘蔗30克，雪梨30克，蜂蜜适量。将甘蔗、雪梨榨汁备用。人参放入沙锅中，加400克水，煮至100克，与牛乳、甘蔗汁、梨汁和匀，调入蜂蜜即成。不时频频咽服。具有补气养阴、安胃润燥的功效。适用于晚期食管癌。

（9）急性子荷蒂蜜饮：急性子20克，荷蒂30克，蜂蜜30克。将急性子、荷蒂分别拣杂，洗净，晾干后将荷蒂切碎，与急性子同放入纱布袋，扎紧袋口，放入沙锅，用适量清水浸泡片刻，浓煎30分钟，取出药袋，滤尽药汁，离火，待其温热时兑入蜂蜜，拌匀即成。适用于食管癌等。早晚2次分服。具有抗癌解毒、利厢化瘀的功效。

（10）芦根乳蜜饮：人乳、牛乳、芦根汁、人参汁、梨汁、桂圆肉汁、甘蔗汁各等份，姜汁少许，蜂蜜适量。芦根、人参、龙眼肉可等量用水同煮熬成汁；梨、甘蔗、生姜可分别榨成汁。将两乳汁与诸汁和匀放入碗中，隔汤炖成膏，再加入蜂蜜少许。不拘时频频食用。具有补气养阴、生津润燥的功效。适用于气阴两虚型食管癌。

（11）鱼腥草连翘蜜饮：鱼腥草30克，白茅根30克，连翘15克，蜂蜜20克。连翘洗净、切碎，放入纱布袋，扎口备用。鱼腥草洗净，切碎，白茅根洗净、切成段，两者同入沙锅，加清水适量，浸泡30分钟，放连翘袋，加清水适量，先以大火煮沸，改用小火煎煮30分钟，取出药袋，停火，趁温热加入蜂蜜，调匀即成。早晚2次分服。具有清热解毒、清肺化痰的功效。适用于食管癌放射治疗后引起放射性肺炎，出现咳嗽、胸痛、痰少、色黄质稠等。

（12）天冬银花蜜饮：天冬30克，金银花30克，蜂蜜20克。将天冬、金银花洗净，入锅加水适量，煎煮30分钟，去渣取汁，待药汁转温后调入蜂蜜即成。代茶频频饮用，每日1剂。具有养阴润燥、清热解毒的功效。适用于食管癌放射治疗后引起放射性食管炎。

（13）罗勒草甘蔗饮：鲜罗勒草30克，甘蔗汁2匙。将新鲜罗勒草洗净，放入温开水中浸泡10分钟，捣烂取汁，与甘蔗汁混和均匀即成。上、下午分服。具有解毒抗癌、养阴生津的功效。适用于热毒型食管癌。

（14）抗癌梨汁饮：梨汁、韭菜汁、生姜汁、蜂蜜各20克，鲜竹沥1支，半枝莲、半边莲、藤梨根各30克，旋覆花（包）12克，赭石（先煎）15克，姜半夏10克，陈皮、佛手、薤白头各10克。将赭石下锅，加适量水先行煎煮，再加入半枝莲、半边莲、藤梨根、旋覆花、姜半夏、陈皮、佛手、薤白头，一同煎汤，去渣取汁，兑入梨汁、韭菜汁、生姜汁、鲜竹沥和蜂蜜，调匀即成。每日1剂，30剂为一疗程。具有降逆和胃、理气化痰的功效。适用于痰湿交阻型食管癌。

（15）菱角紫藤诃子饮：菱角10克，紫藤10克，诃子10克，薏苡仁10克。将菱角、紫藤、诃子、薏苡仁放入沙锅中，加水煎汤。上、下午分服。具有解热健脾、防癌抗癌的功效。适用于食管癌。

（16）苏叶姜蜜饮：紫苏叶茎60克，蜂蜜、姜汁各500克。将紫苏叶茎洗净，入锅，加水适量，煎煮15分钟，去渣取汁，加入姜汁，待药汁转温后兑入蜂蜜即成。上、下午分服。具有理气降逆、润燥止呕的功效。适用于气滞型食管癌噎隔呕吐、饮食难下等。

（17）厚朴二皮蜜饮：厚朴5克，青皮、陈皮各15克，桃仁5克，蜂蜜20克。将以上4味洗净，入锅，加水适量，煎煮2次，每次20分钟，合并滤液，待药汁转温后调入蜂蜜，搅匀即成。上、下午分服。具有理气化痰、活血抗癌的功效。适用于气滞型食管癌等。

✱134.食管癌患者如何药膳治疗

（1）阳气虚弱型：饮食不下，面色㿠白，形寒气短，泛吐清涎，面浮足肿，腹部胀满，舌淡苔白，脉象细弱。治宜益气健脾。

①补气运脾粥：人参6克（或党参12克），茯苓15克，白术10克，黄芪10克，陈皮10克，大枣五枚，大米50克，白糖适量。先将前5味药加水煎，去渣取汁入大米、大枣再煎，米烂粥成后，再加入白糖调匀即成。每日1剂，连服15～30剂，亦可常服。若用人参，宜将人参单独煎，取汁兑入粥内。

②菝葜炖猪肉：鲜菝葜500克（干品100克），肥猪肉100克。将菝葜切碎，加水1500毫升煎煮，煎至水减到500毫升左右时去渣，加入猪肉再炖，待肉熟后即可。分2～3次服完，吃肉喝汤，每日1剂，可连服20～30剂。

③棉根煮大枣：棉花根60克，大枣15～20枚，红糖适量。将棉花根与大枣加水共煮，至枣熟后去棉花根，加红糖即成。每日1剂，吃枣喝汤，分数次服，连服15～30天。

（2）痰气交阻型：吞咽困难，胸膈痞满隐痛，口干咽燥，大便艰涩，形体日渐消瘦。舌质红，脉弦细。治宜解郁润燥。

①五汁安中饮：鲜韭菜250克，牛乳1杯，生姜50克，大雪梨1枚，鲜藕100克。将牛乳加热煮沸，待温备用，把韭菜、生姜、梨、藕洗净，切碎，分别绞汁。再取韭汁60克，姜汁15克，梨汁、藕汁与牛乳混合均匀即成。频频饮服，1日内服完，可常服。

②煨雪梨：大雪梨1个，丁香15粒。将雪梨洗净，把丁香刺入梨内，用湿纸包四五层，放在炭火上煨熟。每日1剂，弃丁香食梨肉，连服15天以上。

③启膈藕粉：沙10克，丹参10克，茯苓3克，川贝母5克，郁金1.5克，砂仁壳1.5克，米糠3克，藕粉30克，白糖适量。将前7味加水煎，取汁，再煎，再取汁，混合后再加热，用沸汁冲藕粉，加白糖调匀即成。每日1剂，分数次服完，连服20～30天。

（3）瘀血内结型：胸膈疼痛，进食即吐，甚者汤水不入，大便秘结状如羊粪，或吐下如赤豆汁，形体消瘦，肌肤枯燥。舌质红而缺津，或带青紫，脉象细涩。治宜滋阴养血、行瘀破结。

①通幽猴头汤：生地黄10克，熟地黄15克，桃仁10克，红花6克，当归15

克，丹参12克，贝母6克，猴头蕈30克，盐少许。将前7味药煎汤去渣，入猴头蕈煨，待猴头蕈煮烂后，加盐调味。每日1剂，连服30天。

②鲜鹅血饮：活白鹅1只。制法：将鹅头砍下，血即涌出。立即接鹅血饮之，最好在血未凝以前趁热服，量力服用。每隔5~7天服1次。

③米酒壁虎冲剂：壁虎1条，米酒、黄酒适量。将壁虎与米共炒至焦黄，研成细面。分细面为2~3份，每次用少量黄酒调服1份，每日1~2次，连服5~7剂。

✳ 135.食管癌患者可选用哪些药酒

（1）取黄酒1000克，泽漆100克，壁虎50克（夏季可用活壁虎10条），蟾皮50克，锡块50克。上药放入黄酒中，密封浸泡5~7天，禁用铁铝制容器，每日搅动2次。每日3次，每次20克，饭前30分钟服，天冷可混服。每次调服壁虎粉2克及蟾皮粉1克。

（2）取大蜈蚣20条，红花10克，低度白酒500克。将大蜈蚣、红花放入白酒内，浸泡20天后，再将滤液用冷开水稀释（冷开水60%，药酒40%）后服用。早服各服30克。

（3）取天葵子500克，白酒1500毫升。天葵子泡入酒中2~3天即可。每日3次，每次30克，饭前服。

（4）取守宫10条，半枝莲100克，白酒2000克。药与白酒装入瓷罐内，放入锅内隔水蒸7次，再放入冷水内浸泡一昼夜即成。少量频服，日夜不拘。

✳ 136.食管癌患者如何敷贴治疗

（1）软坚散结膏：以当归尾、瓜蒌、川羌活、白芷、玄明粉、木鳖子、三棱、白及、白蔹、生地黄、黄芪、花粉、川乌等20余种药物，以麻油、广丹熬制成膏药。用时摊在布上，均匀撒上散坚丹（明矾、冰片、樟脑等药物），贴于病灶对应处，也可贴于肿大的淋巴结处，一周一换，消狮、止痛、功力甚佳。

（2）蟾酥膏：取蟾酥、生川乌、七叶一枝花、京大戟等20种中药，制成膏药，外用橡皮膏状敷于患处，镇痛、消瘤，有效率为92.5%。

（3）取葱白3节，巴豆7粒，大枣7枚，砒霜9克。将葱白、大枣捣碎，加水熬黏，再入巴豆、砒霜捣匀为膏，贴敷手心，5昼夜为1个疗程。

✳137.食管癌如何针刺治疗

（1）针刺治疗为主穴为天鼎、天突、膻中、上脘、中脘、下脘、内关、足三里等。病灶在食管上段者加配扶突、气舍、大杼；在中段加气户、俞府、承满等。在下段者加期门、不容等，痰多便秘者加丰隆、大肠俞。胸痛引背者加心俞及胸背阿是穴，进食困难者重刺内关，胸脘痞闷加大陵。手法宜平补平泻，捻转行针（20～30毫米）每日1次10天为1个疗程。

（2）耳针：取穴肾、脾、胃、食管、神门、内分泌留针20～30毫米，每日1次，10天1疗程。

✳138.放射性食管炎如何选用膏方

放射性食管炎为食管癌等胸部肿瘤的常见并发症，多发生在放射治疗开始的2周左右。主要表现有咽干咽痛，胸骨后灼热疼痛，吞咽困难，进食时疼痛加重，甚至影响进食。需警惕食管穿孔及气管-食管瘘的发生。膏滋方对放射性食管炎有辅助治疗作用。

（1）热毒血滞型：放射治疗时及放射治疗后咽干口渴，胸骨后疼痛，疼痛向背部放射，胸部有烧灼感，吞咽不利，惧怕进食，舌质红、苔黄，脉弦而数。治宜清热解毒，活血止痛。推荐膏方：金银花250克，山豆根200克，板蓝根250克，生地黄250克，半边莲250克，白花蛇舌草250克，枇杷叶250克，杏仁250克，重楼100克，野菊花150克，天葵150克，桃仁200克，藏红花粉20克，白芷

100克，蒲公英200克，鱼腥草200克，虎杖200克，薏苡仁200克，藤梨根250克，生甘草40克。上药除藏红花粉之外，全部用冷水浸泡2小时，入锅加水适量，煎煮3次，每次1小时，榨渣取汁，合并滤汁，去沉淀物，加热浓缩成清膏，加蜂蜜300克，待蜂蜜溶化后，调入藏红花粉，搅匀，再煮片刻即成。每次20～30克（1汤匙），每日2次。

（2）阴虚内热型：放射治疗时及放射治疗后潮热盗汗，口舌干燥，咽部隐痛，吞咽不利或吞咽时疼痛，舌质红或绛红、苔少或无苔，脉细数。治宜滋阴润燥，生津清热。推荐膏方：西洋参粉30克，玄参300克，天、麦冬各200克，桔梗200克，生甘草60克，石斛200克，金银花200克，无花果200克，乌梅150克，绿茶100克，芦根400克，竹沥水50毫升，射干150克，土牛膝200克，杏仁200克，白花蛇舌草150克，半枝莲150克，七叶一枝花100克，龟甲胶300克。将上药除西洋参、竹沥水、龟甲胶之外，全部用冷水浸泡2小时，入锅加水适量，煎煮3次，每次1小时，榨渣取汁，合并滤汁，去沉淀物，加热浓缩成清膏。龟甲胶打碎，用适量黄酒浸泡后隔水炖烊，冲入清膏中，和匀。加冰糖300克，待冰糖溶化后，调入西洋参粉、竹沥水，搅匀，再煮片刻即成。每次20～30克（1汤匙），每日2次。

❋139.放射性肺炎如何选用膏方

对食管癌等恶性肿瘤进行胸部放射治疗时均可引起放射性肺炎、肺纤维化等病变。多发生于放射治疗开始后3～4周至放射治疗结束后1个月之内，也有发生在2～4个月后。临床可见刺激性干咳，无痰或痰少稠黏，胸闷气短，口干喉痒。并发感染时可见发热，痰多色黄质稠，胸痛，呼吸困难。辨证采用膏滋方对放射性肺炎有较好疗效。

（1）痰热咳嗽型：发热，咳嗽气喘，痰黄稠或痰中带血，口鼻出热气，口苦咽干，口渴喜饮，胸闷胸痛，舌红苔黄，脉滑数。多见于放射性肺炎初期，或合并肺部感染。治宜清肺化痰，清热平喘。推荐膏方：银花300克，炒黄芩300

克，桑白皮300克，瓜蒌皮300克，枇杷叶300克，鱼腥草300克，桔梗200克，炙百部300克，杏仁200克，浙贝粉30克，麦冬200克，百合300克，雪梨300克，芦根400克，白茅根400克，罗汉果（去皮）10只，竹沥水50毫升。上药除浙贝粉、竹沥水之外，全部用冷水浸泡2小时，入锅加水适量，煎煮3次，每次1小时，榨渣取汁，合并滤汁，去沉淀物，加热浓缩成清膏，加冰糖300克，待冰糖溶化后，调入浙贝粉、竹沥水，搅匀，再煮片刻即成。每次20～30克（1汤匙），每日2次。

（2）肺燥咳嗽型：干咳无痰，咳嗽时胸痛，声音嘶哑，咽干鼻燥，口渴喜饮，大便秘结，小便黄，舌红少苔少津，脉细而快。多见于放射性肺炎中期。治宜养阴润燥，清肺止咳。推荐膏方：南、北沙参各300克，天、麦冬各200克，百合300克，雪梨（去皮、去核）500克，杏仁300克，川贝母粉30克，炙紫菀150克，炙款冬花150克，炒黄芩200克，胖大海50克，前胡200克，瓜蒌皮200克，桔梗150克，生甘草50克，东阿阿胶300克，生大黄50克。上药除川贝母粉、阿胶之外，全部用冷水浸泡2小时，入锅加水适量，煎煮3次，每次1小时，榨渣取汁，合并滤汁，去沉淀物，加热浓缩成清膏，阿胶打碎后用适量黄酒浸泡，隔水炖烊，冲入清膏中，和匀。加红糖300克，待红糖溶化后，调入川贝母粉，搅匀，再煮片刻即成。每次20～30克（1汤匙），每日2次。

（3）阴虚咳嗽型：久咳不愈，痰少而黏，不易咯出，口干咽燥，潮热盗汗，胸闷气短，胸部隐痛，舌质红少苔，脉细而数。多见于放射性肺炎后期。治宜滋阴润肺，生津止咳。推荐膏方：南、北沙参各300克，西洋参粉30克，百合300克，枇杷叶300克，川贝母粉30克，炙紫菀150克，炙款冬花、杏仁200克，玄参200克，天、麦冬各200克，鸭梨（去皮、去核）500克，龟甲胶300克，牡丹皮150克，炙百部200克，炙甘草50克。上药除西洋参粉、川贝母粉、龟甲胶之外，全部用冷水浸泡2小时，入锅加水适量，煎煮3次，每次1小时，榨渣取汁，合并滤汁，去沉淀物，加热浓缩成清膏，龟甲胶打碎后用适量黄酒浸泡，隔水炖化，冲入清膏中，和匀。加冰糖300克，待冰糖溶化后，调入西洋参粉、川贝母粉，搅匀，再煮片刻即成。每次20～30克（1汤匙），每日2次。

八、食管癌的健康管理

（一）防病于未然

✳ 140.如何预防食管癌

（1）定期到医院检查。做胃镜检查和消化道造影检查，通过观察病变组织、病变部位、病变大小等来确诊。

（2）合理饮食，营养搭配。养成吃饭不挑食，少吃或不吃反季蔬菜，注重荤素搭配，多吃粗粮，每顿饭吃七分饱就可以。

（3）细嚼慢咽，吃温食。食管癌患者多喜热食，进食急，快。这种饮食习惯对食管来说是一种长期的慢性刺激，易癌变。所以为了身体健康，吃饭要慢，不要急。

（4）及时治疗癌前病变，如贲门痉挛、食管裂孔疝及食管贲门黏膜上皮重度不典型增生等。

（5）少吃或不吃含亚硝酸盐过多的食物，如酸菜、泡菜、腌鱼、腌肉、熏肉等。

（6）如发现有癌前病变，可以用一些食品预防进一步恶化，如大蒜及猕猴桃可阻断亚硝基化合物的合成，冬凌草、岩白菜能降低亚硝胺诱发食管癌的概率。

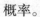 **141.什么是食管癌的一级预防**

一级预防即病因学预防，我们可以通过加强对食管癌的流行病学研究，鉴别危险因素和病因因素，在人群中开展卫生宣传教育，注意改善日常的饮食营养、杜绝日常生活中的不良生活习惯、加强体育锻炼、建立良好心理卫生来减低食管癌的患病可能性。

（1）粮食的防霉：霉变的粮食含有多种致癌的毒素，因此积极开展粮食的防霉去毒工作非常重要，特别是应宣传家庭储粮的防霉的重要性。一般粮食的含水量在13％以下可达到防霉的要求，一旦发现粮食已经霉变，应采取勤晒，食用时挑拣，多次清洗并加碱处理，可有效减少霉菌毒素的摄入。动物实验证明，霉变食物可以诱发大鼠前胃、食管的乳头瘤和癌。因此，积极开展粮食的防毒去毒工作，消除致癌霉菌对人的危害，对预防食管癌有重要意义。霉菌生长需要一定的温度、湿度等条件。粮食收获后及时干燥到安全水分值，确保粮食的耐贮性是防止霉菌生长繁殖的关键。应注意推广粮食的快收、快晒、快进仓及科学保存等措施，避免粮食颗粒损伤，做好粮仓消毒灭菌、通风干燥、清洁无虫，以保证粮食洁净和颗粒完好。粮食的温度最好控制在13℃以下，相对湿度在70％～75％。同时亦可采用塑料薄膜贮藏．或低温、地下、水下密闭储粮。要组织专业人员对粮仓中粮食的含水量以及霉菌污染情况作定期监测。如果粮食已有霉变或被霉菌毒素污染，则应采取各种措施去毒。如用简单的挑拣方法去除霉变、破损、虫蛀粮粒等，也可用药品如加碱或3％～5％石灰等办法来加以处理。

（2）去胺：亚硝胺类化合物在自然界中分布广，种类多。经实验证明，这类化合物有较强的致癌性，可在许多动物身上诱发多种肿瘤，而尤以消化道癌瘤最为常见。食管癌高发区居民的某些饮用水和食物中含有亚硝胺及其前身物（硝酸盐、亚硝酸盐和二级胺等）。因此，需要结合爱国卫生运动，搞好管水、管粪和改造水井、厕所、炉灶、牲口圈和环境卫生，防止和消除亚硝胺的污染。应重点管好水源，打深井，改良水质，推广简易自来水。饮用河水、雨水等，应在贮水池旁加滤水道。凡饮用水应加用漂白粉消毒。饮用水在室内存放过久，会增加亚硝胺前身物的含量。因此，应勤刷水缸，不饮用锅灶旁的温罐水。同时，还可应用物理化学方法去胺。实验研究证明，食醋、碱、催化剂及煮沸等方法，均能不同程度地破除饮水中的亚硝胺。煮沸时间越长，破除越彻底。醋的破除效果较好。据报道，用紫外光线照射可破坏分解亚硝胺，所以，可提倡光晒去胺。亚硝胺在工业上广泛用作溶剂、滑润剂，农业上用作杀虫剂。某些植物，如烟草中含有微量的亚硝胺。由于亚硝酸盐与二级胺能在人体内反应形成亚硝胺，因此就更加大了亚硝胺的潜在威胁。亚硝酸盐常用作保存肉类和鱼类的着色剂、防腐剂。从食物中长期地，即使是小量的放入亚硝酸盐等，也有一定的危险性。而二级胺在一些鱼类和水生动物中均含有，特别是鱼子中含的最多。因此，要特别注意食品的营养卫生。

（3）推广钼酸铵肥料，改进耕作方法：调查发现，多数食管癌高发区土壤中有缺钼现象，使农作物生长不良，易于霉变和富集硝酸盐，为还原成亚硝酸盐，进而合成亚硝胺类致癌物提供了物质基础。林县等地结合农业生产，施用钼酸铵肥料以减少农作物中硝酸盐的积累已取得初步成效，不仅使农作物产量增加10%～30%，而且还可提高农作物中的钼和维生素C含量。

（4）改善不良饮食习惯：不良饮食习惯对消化道黏膜起物理性或化学性刺激作用，能导致食管炎症和上皮增生。应宣传教育群众，改变不良饮食习惯。不吃发霉的酸菜、变质的酸奶、鱼露及炸焦的食品等。提倡种植蔬菜，鼓励多吃新鲜蔬菜和水果，以增加维生素C的摄入量。同时，应研究科学的蔬菜贮藏、制作、烹调和食用方法，多使用无致癌代谢产物的曲种（如乳酸杆菌等）发酵食物。移风易俗，养成良好的饮食卫生习惯。目前已有充分证据证明常食用霉变食物是食管癌发病的重要因素之一，因此应大力宣传这类食品对人体健康的危害，告诫人们少吃或不吃，同时鼓励种植蔬菜和水果，以增加鲜菜和水果的摄入，补充维生素C。霉变的食物，一方面产生霉菌毒素或代谢产物，另一方面促进亚硝胺的内合成，是导致食管癌的主要病因，多吃新鲜蔬菜或补充维生素C可阻断体内亚硝胺的合成，可降低胃内亚硝胺含量，从而降低了胃内亚硝胺的暴露水平。另外林县的营养预防试验发现，补充维生素B_2和烟酸能降低食管癌的发病率15%。改变不良饮食习惯，不吃霉变食物，少吃或不吃酸菜。同时也应积极研究科学的酸菜制作和保存方法，以满足当地居民世代以来养成的传统饮食习惯。应用中西药物和维生素B_2治疗食管上皮增生，以阻断癌变过程。积极治疗食管炎、食管白斑、贲门失弛缓症、食管憩室等与食管癌发生相关的疾病。易感人群监视，普及防癌知识，提高防癌意识。

（5）阻断亚硝胺类致癌物的形成：实验研究证明，维生素A能抑制亚硝胺的致癌作用，对食管上皮增生、乳头瘤及癌的抑制率分别为62.6%、60.7%和25%。维生素C能增进维生素A对鼠正常刺激的生长作用，同时还可以阻止二级胺的亚硝基化，防止亚硝胺形成。动物实验表明，每千克食物中加入维生素C 11.5~23克，能使肿瘤发生率降低89%~98%。

（6）遗传致病因素的预防：食管癌具有较普遍的家族聚集现象，表明有食管癌家族史的患癌易感性确实存在，应加强同代人群的监测工作。患者为男性，就加强男性监测，特别是49岁前的人群，患者是女性，加强女性监测，特别是50~69岁的人群，并且应把3代人中发生过2例或2例以上食管癌死亡的家庭，当作危险家庭，对这些家庭中40~69岁的成员当作风险人群，定期体检，提供预防性药物或维生素，劝导改变生活习惯等，对降低食管癌发病具有一定的积极意义。

✳ 142.什么是食管癌的二级预防

二级预防即发病学预防，针对食管癌我们应尽可能地提高自身对食管癌的警惕性，要做到早期发现、早期诊断、早期治疗。

（1）宣传食管癌科普知识，让大家真正认识食管癌、了解食管癌，认识到食管癌的危害，促使自我早发现，早就诊，出现可疑症状时（如轻微的或偶尔的食物下咽梗噎感；进食时胸骨后、心窝部有针刺、烧灼或摩擦样疼痛；与进食无关的食管内异物感；咽部干燥及颈部紧缩感；进食时在食管行经的某一部位有食物停滞感；胸骨后闷胀不适感）应尽早到医院有目的的进行检查，早期发现病变。

（2）对于食管癌高发地区，政府协助做好普查工作，可以进行带网气囊食管脱落细胞学检查，早期病例阳性率可达90%以上，是一种简便易行的筛选方法。目前，胃镜普查的工作也开展得越来越好。大力开展防癌宣传，力争做到早期发现，早期诊断，早期治疗。

（3）对于有食管癌阳性家族史的人群，最好每1～2年去医院检查，以早期发现，早期干预。

（4）积极治疗食管炎、食管白斑、贲门失弛缓症、食管憩室等与食管癌发生相关的疾病。

（5）对于确诊的病例，在患者身体情况允许的情况下，要及时采取积极有效的治疗，以实现最佳的治疗效果。

❋143.什么是食管癌的三级预防

三级预防是指尽量提高食管癌患者的治愈率、生存率和生存质量，注重康复、姑息和镇痛治疗。

在这一阶段，食管癌患者的癌肿已经形成，但其症状并不一定会表现出来。即使患了癌症也要积极治疗。医护人员应对患者提供规范化诊治方案，进行生理、心理、营养和康复方面的指导。做好临床临终关怀，提高晚期患者的生存质量。

❋144.预防食管癌如何从保护食管开始

（1）避免温度高的食物或饮料烫伤食管：研究发现，喜食热汤、热粥，有喝热茶、热咖啡习惯的人群，其食管癌发生的风险是普通人群的4倍，可能与这些习惯引起的食管慢性热损伤有关。

（2）养成良好的咀嚼习惯：一定要做到细嚼慢咽。细嚼，有利于食物与唾液充分混合，形成光滑的食团；慢咽，可使食团得到食管分泌的黏液润滑，顺利移到胃，减少对食管的磨擦。

（3）食物选择很重要：应注意多吃蔬菜、水果、谷类，养成喝绿茶的好习惯，尽量少吃动物脂肪和内脏，减少食盐的摄入量，少吃或不吃腌制食品，如腌肉、酸菜、泡菜等。

（4）戒烟忌酒：烟、酒进入食管，易诱发胃食管反流，另外，烟、酒还可减弱食管清除酸的能力和上皮的保护功能，久而久之可形成食管炎，增加患食管癌的风险。

（5）合理用药：常用的解痉药物，如阿托品、654-2、颠茄片等进入食管也会诱发胃食管反流，也增加患食管炎的风险，另外一些药物，如四环素、阿莫西林、氯化钾、去痛片等，如服用方法不当，亦可损伤食管，增加患食管癌的风险。

（二）饮食调理

✳ 145.食管癌与饮食习惯有什么关系

综观世界食管癌高发区，一般都在土地贫瘠、营养较差的贫困地区，膳食中缺乏维生素、蛋白质及必需脂肪酸。这些成分的缺乏，可以使食管黏膜增生、间变，进一步可引起癌变。有些地区以肉食为主，很少吃新鲜蔬菜，米面粮食吃得很少，营养供给极不平衡，维生素明显缺乏，尤其是维生素C及维生素B_{12}缺乏。瑞典在食管癌高发区粮食中补充了维生素B_{12}后，明显降低了发病率。微量元素铁、钼、锌等的缺少也和食管癌发生有关。钼的缺少可使土壤中硝酸盐增多。调查发现河南林县水土中缺少钼，可能和食管癌的高发有关。文献报道，高发区人

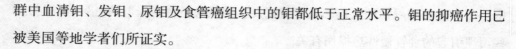

群中血清钼、发钼、尿钼及食管癌组织中的钼都低于正常水平。钼的抑癌作用已被美国等地学者们所证实。

亚硝胺类化合物是一种很强的致癌物，中科院肿瘤研究所在人体内、外环境的亚硝胺致癌作用研究中发现，食管癌高发区林县居民食用的酸菜中和居民的胃液、尿液中，除有二中基业硝胺、二乙基亚硝胺（NDEA）外，还存在能诱发动物食管癌的甲基苄基亚硝胺（NMBZA）、亚硝基吡咯烷（NPYR）、亚硝基胍啶（NPIP）等，并证明食用的酸菜量与食管癌发病率成正比。最近报道用NMBZA诱导人胎儿食管癌获得成功，为亚硝胺病因提供了证据。医学院报道，某地区生活用水、鱼露、虾酱、咸菜、萝卜干中，亚硝酸盐、硝酸盐、二级胺含量明显升高，辖区居民常食用的副食品在腌制过程中受莓菌污染，霉菌能促使亚硝酸盐和食物中二级胺含量增加。

河南医科大学从林县的粮食和食品中分离出互隔交链孢霉261株，它能使大肠杆菌产生多种致突变性代谢产物，其产生的毒素能致染色体畸变，主要作用于细胞的S和G_2期。湖北钟祥县的河南移民中食管癌死亡率为本地居民的5倍，移民主食中霉菌污染的检出率明显高于本地居民，移民食用的酸菜中以黄曲霉毒索检出率最高。用黄曲霉毒素、交链孢属和镰刀菌等喂养Wistar大鼠，能使大鼠食管乳头状瘤变和癌变已得到实验证实。

地沟油是对从酒店、餐馆收来潲水（泔水、残菜剩饭等）和地沟油进行加工提炼，去除臭味而流到食用油市场的成品油，油中已经发生了一定的酸败，其产物对食用者伤害极大。地沟油可能含有较多其他的脂溶性有毒有害成分，如霉菌毒素、二噁英、多氯联苯等，这类物质对人健康伤害性极大，不仅会损伤白细胞和消化道黏膜，可增加50%食管癌的致病危险，长期食用地沟油会破坏白细胞和消化道黏膜，引起食物中毒，甚至导致食管癌。

硝酸盐和亚硝酸盐是公认的一种化学致癌物，酸菜在制作时不注意卫生，就可能混入某些杂菌，在杂菌的作用下，菜中的硝酸盐可还原成亚硝酸盐，亚硝酸盐大量摄入人体，能与血红蛋白结合成高铁血红蛋白，使人体出现紫绀等缺氧症状，亚硝酸盐容易与体内的仲胺合成亚硝胺类物质，酸菜中含有大量的亚硝酸和霉菌，霉菌有时能增强亚硝胺的致癌作用，所以经常吃酸菜就容易引发食管癌。

咸菜中含有大量的亚硝酸盐，人体吸收过量亚硝酸盐，会影响红细胞的运作，令到血液不能运送氧气，口唇、指尖会变成蓝色，严重会令脑部缺氧，甚至死亡。亚硝酸盐本身并不致癌，但在烹调或其他条件下，咸菜中的亚硝酸盐可与氨基酸降解反应，生成有强致癌性的亚硝胺。

过热的茶、粥易损伤食管上皮组织，久之形成慢性炎症或溃疡，愈合后可形成食管瘢痕狭窄。长期食管炎易导致黏膜上皮细胞恶变而发展成食管癌。人的食管壁是由黏膜组成的，非常娇嫩，只能耐受50～60℃的食物，超过这个温度，食管黏膜就会被烫伤。经常吃烫的食物，会对口腔、食管、胃内黏膜造成损害，黏膜损伤尚未修复又受到烫伤，可形成浅表溃疡，导致慢性口腔黏膜炎症、口腔黏膜白斑、食管炎、萎缩性胃炎等病症，反复烫伤——修复，就会引起黏膜质的变化，甚至会发生癌变。

进餐太快会使食物不能进行充分咀嚼，颗粒粗糙、温度较高的饭菜，很容易损伤本身就很脆弱的食管黏膜上皮，使其破溃，引发急性炎症。进餐太快还会增加人体消化系统的负担，因为食物没有得到很好地消化，可能对食管造成损伤。现实中，鱼刺刺伤食管的病例很多。有人认为食管有自我修复的能力而不重视。其实这种想法是错误的，因为癌症的潜伏期长达10～20年，所以会使很多人忽视这一方面，而这种错误的认识很可能会导致食管癌的发生。用餐时细嚼慢咽并不是越慢越好，因为消化食物的消化酶有分泌高峰，一般在十几分钟内，在分泌高峰消化酶的浓度达到最佳的食物消化点，有利于营养元素的分解吸收。但用餐时间过长，胆汁会"分期分批"地进入肠内，如果胆汁数量不够，可能不会充分消化脂肪，容易脂肪堆积，还会导致肥胖。

根据对大量不同品牌的啤酒样品进行分析的结果显示，市面上70%的啤酒中都含有亚硝胺，这种物质是一种具有明显致癌倾向的化学物质。一旦过度饮酒，就会导致体内亚硝胺的大量蓄积，进而诱发食管癌。如粮食受到黄曲霉素污染，在酿造酒的过程中，乙醇就会染有黄曲霉毒素，而黄曲霉毒素恰是一种可诱发食管癌的物质。另外，进入体内的乙醇，95%会在肝脏中进行分解代谢，如大量摄入，即会增加肝脏负担而降低了肝脏排解有毒物质的能力，引发机体损伤，继而诱发食管癌。含有乙醇的酒类，偶尔少量饮用不会造成机体损害甚至诱发癌症，但长期嗜酒者就会导致体内乙醇含量大量沉积，进而引发食管癌的发病危险性明显增加。大量吸烟和酗酒的人是食管癌的高发群体，其致癌危险要比单独一种习惯的人群高出很多倍。所以，戒烟限酒可以有效降低食管癌的发病率。

✳ 146.食管癌患者如何科学饮食

（1）药食同源。部分食品兼具食疗抗癌作用，可有针对性地选择应用。对消化系统肿瘤有益的食物有韭菜、莼菜、卷心菜、墨菜、百合、刀豆等。日常生活中的食物如大蒜、豆制品、绿茶等，也都是抗癌良品。

（2）饮食宜清淡，不偏嗜，多食用富含维生素、微量元素及纤维素类食品，如新鲜的蔬菜、水果、菌类、海产品等。

（3）吃肉不要过多，因肉中脂肪含量高。可以多吃些鱼、虾以便满足机体对蛋白质的需求。

（4）发霉的米、面、花生等食物中含有致癌的黄曲霉素，一旦发现，应弃之不吃。

（5）做米饭、煮粥之前要把米淘洗干净，以减少霉变对身体的损害。这也是预防食管癌饮食方法之一。

（6）咸菜、咸肉等食物中含有致癌物质亚硝酸盐，应少吃。

（7）熏烤的鱼、肉、香肠等食物中含有致癌的烟焦油，应少吃。

（8）不要图便宜买不新鲜或腐烂的蔬菜和水果等。

（9）早期食管癌患者在饮食上主要利用胃肠道的最大消化吸收能力，尽可能多地补充营养成分，以使身体强壮起来。多吃新鲜的食物，补充蛋白质、维生素、脂肪等。

（10）食管癌患者当出现吞咽困难时，应该改为流质食品，细嚼慢咽，少时多餐，强行积压也会刺激癌细胞扩散、转移、出血、疼痛等。

（11）当食管癌患者出现恶病质，应该多补充蛋白质，如牛奶、鸡蛋、鹅肉、鹅血、瘦猪肉、各种水果等。

（12）当食管癌患者出现完全性梗阻现象时，则应该采用静脉补液、胃造瘘手术以便给予高营养食物来维持生命。

（13）靠半流质和流质饮食维持的食管癌患者，在进食时，特别要注意避免进冷食，放置过久的食物。

（14）手术后的七天内以流质、富含锌、钙的食物为主，如牛奶、骨头汤、鸡汤等；手术后第2周(7～14天)，如果进食顺利，则应当选择全营养饮食，如鸡汤、鸭汤、肉汤、米粥加胡萝卜汁、菠菜汁，银耳粥等。两周后，患者可以改为半流质饮食和软饭等。

✤ 147.食管癌患者如何喝茶

研究表明，茶叶因其茶多酚具有抗氧化、抗炎、抗肿瘤等作用，被作为癌症的保护因素进行研究。茶叶中丰富的茶多酚是其主要的活性成分，主要由没食子酰表没食子儿茶素、没食子酰表儿茶素、表没食子儿茶素、表儿茶素4 种形式组成。有研究报道，没食子酰表没食子儿茶素有显著的抗肿瘤作用，可以通过降低酶的活力和阻碍信号传导通路来抑制癌细胞增殖，促进癌细胞凋亡。绿茶茶叶在口腔唾液作用1小时后，可以检测到高浓度的儿茶素和茶黄素，提示茶多酚可以选择性地抑制口腔癌细胞增殖，诱导癌细胞凋亡。茶多酚还可以降低食管癌Eca-109细胞的增殖指数、阻滞细胞及诱导细胞凋亡。有研究报道称，喝茶可以降低多种类型的肿瘤发病率，如乳腺癌、卵巢癌、肺癌、食管癌等。

由于茶叶的成分极其复杂，1990年国际癌症研究机构曾发表声明说还没有足够的证据可以证明茶是人类癌症的保护因素。随后，研究人员对茶和癌症的关系进行了大量研究，茶和食管癌发生的关系也因此成为热点。我国上海的一项研究显示，饮绿茶可以降低女性食管癌的发生率，并且随饮茶量的增加，食管癌的罹患率降低，男性人群饮用绿茶有降低食管癌的趋势，但是结果没有统计学意义。还有学者在食管癌的高发区江苏大丰和食管癌发病率较低的赣榆分别招募了600名患者和600名对照，通过面对面访谈了解受试者的生活习惯，评估每天的饮茶量，对饮茶和食管癌的关联进行分析，结果显示茶的饮用量越大，患食管癌的风险也越大，但是调整饮茶温度后两者之间的关联没有统计学差异。所以，在分析饮茶和食管癌的关系时，不能忽略茶的温度。

茶叶的种类极其丰富，饮用不同种类的茶与食管癌的发生风险可能也有差异。有研究观察到，饮用功夫茶对食管癌有明显的保护效应。关于茶和食管癌的研究更多地集中在绿茶和红茶上，这可能是因为绿茶和红茶是世界上消费最多的两种茶。由于加工方法不同，两者的有效成分茶多酚含量有很大区别。有专家指出，饮用绿茶和乌龙茶是食管癌发病的保护因素，而饮用红茶与食管癌之间的关联无统计学意义。这可能与绿茶的加工是利用高温抑制茶多酚氧化酶，因而保留的茶多酚较多，以及乌龙茶为半发酵，可导致儿茶素结合形成多酚类有关。但红茶为全发酵，其鲜叶中的化学成分变化较大，导致茶多酚减少。

烫食是食管癌的危险因素。当温度>25℃时，茶多酚发生异构化的现象较低温时明显，由于温度越高过氧化氢的产量也就越高，茶多酚的氧化分解也就越快。所以茶水的温度越高，茶多酚对于癌细胞的抑制作用可能也会减弱。据报道，饮用低温绿茶是食管癌的保护因素，当茶水温度过高时食管癌的罹患风险会增加。许多研究者指出，高温茶水会增加食管癌的罹患风险。当人们饮用茶时，如果温度过高，会对口腔、食管黏膜造成一定程度的灼伤，灼伤的食管黏膜表层会及时脱落、更新，反复的热损伤会使细胞增生的速率加快而发生变异，进而可能导致细胞癌变。有人测量了饮用热饮后食管内部的温度，结果显示，饮用热饮会升高食管内部的温度，且食管内壁温度的升高和所饮用热饮的温度密切相关。例如，饮用65℃的咖啡时食管内壁温度会增加6～12℃。但每次饮用的量对食管内壁温度的影响比热饮本身温度对食管内壁温度的影响更大。

美国的一项研究表明，不饮用茶的人和每天饮用茶超过1杯的人相比，高温茶水可能是食管鳞癌发生的保护因素。研究发现，温度过高的食物和饮料在到达口腔和咽喉部时温度会迅速降下来，所以不会产生热损伤进而损伤食管黏膜。这个可能是每次饮用的量很少，如每次饮用一小口，热饮在经过口腔、咽喉部时温度已经降下来，可能不会对食管黏膜造成损伤；但是，如果一次饮用一大口，从口腔到食管只是一个很短的距离，加上热饮量多，温度来不及快速下降，就很有可能对食管黏膜产生热损伤。

因此，在倾向于茶多酚可以抗癌的前提下，在以后的生活中要尽量避免饮用过烫的茶水，以充分利用茶叶中的抗癌成分，改变不良的饮茶习惯，如有些地区的人们喜欢晚上饮茶，这样容易发生反流性食管炎，导致食管癌。

✳ 148.食管癌切除术后如何饮食

（1）宜食：①抗癌食物。无论是在手术后还是正常的情况下，人们都应该选择一些抗癌食物，如能有效吞噬肿瘤细胞的冬虫夏草，它还能增强红细胞黏附肿瘤细胞的能力，在肿瘤化疗期间，以及肿瘤手术后可起到阻止肿瘤复发、转移的作用。②蛋白质食物。在手术之后，由于患者的身体消耗的蛋白质远远超过正常人。因此，最好是供给患者容易消化吸收的蛋白质食物，如牛奶、鸡蛋、鱼类、豆制品等，这些食品的食用可以有效的提高机体的抗癌能力。而且牛奶和鸡蛋还能够改善患者在放射治疗后出现的蛋白质紊乱现象。③糖类食物。患者在术后一定要注意进食适量的糖类食物，这样能够补充身体所需的热量。对于经过了大剂量放射治疗的患者，其体内的糖代谢遭到破坏，糖原急剧下降，血液中乳酸增多，胰岛素的功能不足也会加重，此时补充葡萄糖的效果较好。

（2）忌食：①患者术后不宜吃腌制品，这些食物中均含有很高比例的亚硝胺类物质，可导致癌变产生，术后吃这些食物无疑是雪上加霜。②一些熏烤的鱼、肉、香肠等食物中含有致癌的烟焦油，患者应少吃。③千万不要食用一些发霉的米、面、花生等食物，因为这些食物中含有致癌的黄曲霉素，所以一旦发现，应弃之不吃。④做米饭、煮粥之前要把米淘洗干净，以减少霉变对身体的损害。

✴ 149. 食管癌患者如何饮食调理

（1）补充微量元素提高身体抵抗力，硒、钼等矿物质都具有抗癌作用，食管癌的饮食包括要注意补充微量元素。食管癌患者术后可以吃些香菇、海带、紫菜、蛋黄、南瓜、大白菜、动物的肝肾、人参、枸杞子、山药、灵芝等。

（2）适量补充维生素。维生素有益于身体健康，加强人体免疫能力，因此适量补充维生素是很必要的，术后，患者可以吃些新鲜蔬菜、水果、动物肝等，这都属于抗食管癌的饮食。

（3）多吃些富含蛋白质饮食，补充机体代谢所需的能量，其中，瘦肉、蛋类、豆类、奶类都含有各种人体所需的氨基酸，可以加强身体机能，尽早恢复健康。这些食管癌的饮食是比较常见的。

✴ 150. 多吃新鲜水果对食管癌患者有好处吗

水果和蔬菜摄入与人体健康之间的关系于2002年已得到世界卫生组织和联合国农粮组的证实，并随之在全球范围内推广水果和蔬菜摄入运动，建议每人每天至少摄入400～500克水果或蔬菜（不包括马铃薯的块茎）。有研究显示，新鲜水果的摄入可能降低食管癌的长期死亡风险，这种现象在男性和吸烟人群中尤为明显，其主要可能与吸烟者中男性居多，且男性人群中新鲜水果摄入频率较女性高有关。

鲜水果的摄入可能增加人体内微量元素和抗氧化剂的含量。大量微量元素和抗氧化剂通过清除人体内的氧自由基降低DNA受损伤的概率，进而降低食管癌的长期发生、死亡风险。新鲜水果的摄入可能增加人体内黄酮类化合物的含量。该化合物可以通过影响人体内黏着斑激酶和金属蛋白酶类物质的活性抑制细胞癌变、黏附、侵袭和转移的过程。新鲜水果的摄入可能增加人的膳食纤维的摄入量，后者可能抑制食管上皮细胞的癌变，继而降低食管癌的长期发病、死亡风险。

（1）苹果：含有丰富的膳食纤维。苹果所含的半乳糖醛酸对排毒有很好的效果。这也是食管癌饮食里的一种。

（2）葡萄：它能促进肠内黏液生成。帮助肝、肠、胃、肾清除体内的垃圾。

（3）杏：研究表明，杏有抗癌的作用。这是食管癌饮食里不常见的一种。

（4）樱桃：樱桃对肾脏排毒具有相当的辅助功效，同时还是通便的理想食物。

（5）草莓：是最佳的排毒水果，维生素C含量很高。这是抗食管癌饮食之一。

✽ 151.食管癌患者在饮食上要注意什么

食管癌患者的突出症状是吞咽困难，也是食管癌患者在饮食方面的严重问题。大多数食管癌患者的吞咽困难是逐渐发生的，并呈进行性加重。开始时患者仅在进干燥食物时有梗噎感，逐步加重，甚至发展到进软食、半流食都有困难，最终出现喝水、进食均完全困难，使患者的营养状况越来越差，最后导致恶液质。由此可见，摄食困难是食管癌患者的一个十分严重的问题。

对于已确诊的早、中期食管癌患者应抓紧时机全面地给患者增加营养，给患者含有高蛋白和高维生素的软食或半流食，尽可能利用其胃肠道的吸收功能多补充营养，使患者有一个较好的身体状况。

为了使化疗能顺利进行，在药物治疗的同时，应配合丰富的营养食物，以提高人体对抗癌药物不良反应的耐受性。化疗时，患者饮食应以高热量、高蛋白为主，如鸡、鸭、鱼、虾、瘦肉、鸡蛋等，这样才能起到辅助治疗作用。饮食要多样化，注意膳食搭配，以期各种营养成分相互补充，提高机体免疫力。如有五心烦热、阴虚症状时，应食银耳粥或用西洋参0.15克浸泡当茶饮。在经济条件允许的情况下，可炖服甲鱼汤。烹调要注意色、香、味，最好是蒸、煮、炖，不吃或少吃烟熏、炸、烤食物，少吃腌渍食品，不吸烟、不饮酒，酒精能使许多致癌物活化，使免疫功能降低。化疗患者的主食可根据饮食习惯、口味，选食包子、饺子、馄饨、面条等。胃口差的患者可少食多餐。

食管癌与其他肿瘤不同，不是纳差，而是吞咽困难、不能进食，造成机体的消耗，所以应尽量多吃一些能进入食管的饮食，例如半流食和全流食，注重半流食和全流食的质量，不要限制热量，要做到营养丰富，饭菜细软，容易消化和吸收，必要时可做匀浆膳，要素膳及混合奶等饮食。匀浆饮食是将正常人的饮食去刺和去骨后，用高速组织捣碎机搅成糊状，所含的营养成分与正常饮食相似，但在体外已粉碎，极易消化和吸收，可避免长期单一的饮食，并可预防便秘。

匀浆膳食的热能和营养要求可根据病情和个人的饮食习惯自行配制多种配方，可选择米饭、粥、面条、馒头、鸡蛋、鱼、虾、鸡肉、瘦肉、猪肝、白菜、胡萝卜、油菜、白萝卜、冬瓜、土豆，以及适量的牛奶、豆浆、豆腐、豆干等食品。配制的方法也非常简单，例如，将鸡肉、瘦肉、鱼、虾、蔬菜等，必须先洗干净后，去骨、去皮、去刺，切成小块煮熟或炒熟，馒头去掉外皮，鸡蛋煮熟去壳分成块，将每餐所需要的食物全部混合，加适量水一起捣碎搅匀（可用医用组织捣碎机或食品捣碎机捣碎），待全部搅成无颗粒糊状再加食盐1～2克/餐。或者把菜炒熟后与碎馒头混合在一起，再用组织捣碎机捣碎，然后口服或管饲，要鼓励多进食。

✱ 152.食管癌患者如何食疗

（1）取韭菜汁1茶匙，蜂蜜2茶匙，竹沥水2茶匙，羊乳1茶杯。诸汁冲和调匀即可。加开水少许，温服。

（2）取韭菜汁2杯（约300克），姜汁、牛乳各1杯（约150克）。将韭菜汁、姜汁、牛乳混合均匀即成。多次少量频频温服。

（3）取鲜芦根30克，桃仁9个。先煮芦根取汁去渣，再用芦根汁研桃仁做

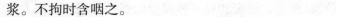

浆。不拘时含咽之。

（4）取鲜山楂500克（或山楂片250克），桃仁100克，蜂蜜250克。将山楂洗净，切碎或捣成粗末，与桃仁一起放入砂锅内，加水适量，用大火煮沸后，改用小火煮半小时，滤出头汁。再加水适量煮30分钟，滤出二汁，去药渣，然后将头汁、二汁同置入瓷盆中，加入蜂蜜。瓷盆加盖，隔水蒸1小时，离火，冷却后装瓶备用。每日2次，每次1匙。饭后温开水冲服，3个月为1个疗程。

（5）取生山楂500克，白砂糖500克。将生山楂洗净、切碎，放在铝锅内，加水适量，煎煮。每20分钟取煎液1次。共取煎液3次，合并煎液，继续以小火煎熬至较黏稠时，加入白砂糖调匀，待砂糖溶化呈透明状时，停火。趁热将糖倒在撒有一层白砂糖的大搪瓷盘中，待冷，在糖面上再撒上一层白砂糖后，将软糖分割成约150块，即可贮瓶备用。经常食用。

（6）取谷皮糠50克，粳米50克。将谷皮糠拣杂，与淘洗干净的粳米同放入砂锅，加水适量，大火煮沸，改用小火煨煮至粳米熟烂、粥黏稠即成。早晚2次分服。具有下气起膈，消积抗癌的作用。

（7）取刀豆壳20克，稠米汤100克。秋季采收成熟刀豆荚果，晒干后，剥取种子，将刀豆壳晒干，备用。每次称取所需用量，或从中药店购买，切碎或剪碎，放入纱布袋中，扎紧袋口，放入砂锅，加水浸泡片刻，浓煎30分钟，取出药袋，滤尽药汁，调入稠米汤，拌匀即成。早晚2次分服，或当饮料，频频饮用。

（8）取壁虎1条（焙干研末），粳米100克，葱花、蒜茸、植物油、精盐、黄酒各适量。将活壁虎用低度白酒浸洗10分钟，取出放入沸水中烫死后，剖腹除去内脏，焙干研为细末。继将粳米放入锅中，加水煮粥，粥熟后加入壁虎末拌匀，再加葱花、蒜茸、植物油、精盐少许，即可食用。每日1次，空腹趁热服食。一般15天为1个疗程。壁虎有小毒，用量不宜过大，气血虚弱者慎用。

（9）取白萝卜500克，蜂蜜30克。将白萝卜放入清水中，刷洗干净，用温开水冲洗3次，切碎，压榨后用洁净纱布过滤，取其滤汁与蜂蜜拌和均匀，即成。早晚2次分服，空腹服食。

（10）取蜈蚣1.5克，藕粉150克，蜂蜜30克。将捕捉的蜈蚣，以竹片插入其头、尾部，绷直晒干，烘炙后研成细粉，瓶装备用。每日分3次服食，每次取藕粉50克，先用少量冷开水溶开，拌和均匀，再冲入刚煮沸的开水，调制成糊状，加入蜈蚣粉0.5克，搅和匀，待藕粉糊温热后，兑入10克蜂蜜，拌匀即成。

✱153. 晚期食管癌如何营养支持

对于预计生存期超过3个月且存在营养不良或营养风险（主要是预计口服摄入小于预计能量消耗的60%，且长于10天者，或预计不能进食时间长于7天者，或已发生体重下降者）的晚期食管癌患者，应给予营养支持，其目的是通过纠正或改善机体的营养状况和免疫功能，提供对肿瘤进行综合治疗的机会，减少各种不良反应和并发症，改善生活质量和延长生存期。具体可包括以下情况：①因放射治疗、放/化疗或化疗不良反应影响进食。②发生瘘、严重感染、胃肠功能障碍等并发症。③施行姑息性手术或侵入性治疗的围手术期。营养物质可以采用营养学标准的肠内或肠外营养配方，不必选用肿瘤专用配方。对于预计生存期不超过3个月的终末期食管癌患者，营养支持虽然有可能延长生存期，但是同时也有延长痛苦的风险。所以，为避免延长患者的濒死过程，尊重患者的生活和自主权力，公平合理地应用有限的医疗资源，医生需要同时考虑临床指征和社会伦理学因素，认真评估营养支持的风险/效益比，充分与家属协商，寻求伦理委员会的指导，合理掌握营养支持指征。

在包括食管癌的消化道恶性肿瘤的术前和术后应用精氨酸、谷氨酰胺、半胱氨酸、牛磺酸、ω-3长链多不饱和脂肪酸、核苷酸、膳食纤维等免疫营养物质，可能会减少包括复杂感染和全身炎性反应综合征（SIRS）等在内的严重术后并发症、缩短住院时间、较大幅度降低总治疗费用，所以免疫营养可以作为食管癌营养支持治疗的内容之一。

晚期食管癌营养支持途径的使用原则是：①肠外营养（PN）与肠内营养（EN）两者之间应优先选择肠内营养。②营养支持时间较长应设法应用肠内营养。③肠内营养不足时，可用肠外营养加强。④营养需要量较高或期望短期内改善营养状况时可用肠外营养。⑤胃肠完全不能利用的情况下用肠外营养，消化道休息作为治疗方法之一，患者的胃肠功能紊乱（如严重应激状态、麻痹性肠梗阻、上消化道出血、腹膜炎、顽固性呕吐、严重急性期腹泻和一些腹腔外疾病如感染等）影响胃肠道功能而不能进食。⑥周围静脉营养与中心静脉营养两者之间应优先选择周围静脉营养。实际应用中，肠外营养和肠内营养不是互相竞争的，而是根据临床需要互为补充。

✱154.食管癌术后如何解决营养问题

食管癌手术过程创伤大，往往易引起消化功能紊乱。为此，食管癌和贲门癌患者术后如何"吃好"十分重要，大致可分为四个阶段。

（1）鼻饲阶段：术后1~5天，患者刚好处在手术的创伤期，吻合口尚未愈合，胃肠功能也未很好恢复，消化功能差，期间只能采取鼻饲。鼻饲阶段可喂患者混合奶、菜汁、果汁、米汤等，注入量可由第一天的500毫升，分2~3次滴注，以后每天根据患者的耐量增加至1500~2000毫升，滴入时的温度以与体温近似为宜。要求鼻饲营养液尽量达到含有适当比例的蛋白质、脂肪、糖类、维生素、盐和水。

（2）流食阶段：指术后5~10天。此间，患者已基本度过了手术创伤期，胃肠功能开始逐步恢复，表现为有食欲、肛门排气。可以先给予白开水少量（3~5汤匙），逐渐增加至30~50毫升，如无明显不适，可给予米汤、蛋汤、鲜奶、鱼汤和各类家禽煨的汤，每次100~200毫升，每天5~7次。

（3）半流食阶段：从术后第2周开始。此间，患者术后留置的各种引流管已拔除，静脉输注液体也渐停，除个别高龄或超高龄患者不能下床活动外，大多都可以行走活动，食量逐渐增加。但此期只能少食多餐，以易消化的无渣食物为主（如稀饭、面条、鸡蛋羹、豆腐等），尤其是一些术前食量大的患者切忌大量进食，以免引起消化道并发症或吻合口瘘。

（4）正常饮食阶段：此阶段一般从术后的第4周开始。此间，大多数患者已出院在家休息，由自己的亲人照顾。这时可尽量扩大饮食范围（除油炸、腌制、甜食），除医生出院时特别强调不能食用的食物外都可进食，并可指导患者做一些适当的体力活动，以利消化吸收。该期有少数患者可能会出现上腹饱胀、腹泻、泛酸等症状，可服用多潘立酮（吗丁啉）20毫克，一日3次；复方苯乙哌啶2片，一日3次。如用药后症状仍不缓解，患者可到医院诊治。

食管癌术后的营养支持已经成为重要的辅助治疗手段，不仅可以改善患者营养不良，还可以提高免疫力，减少感染等。正确的选择营养方式要综合考虑多方面的因素，改善免疫力，减少并发症及住院费用。对于术后有胃肠功能的患者，可首选肠内营养，肠内营养不仅简便、安全有效、经济，而且比静脉营养更符合生理，在肠内营养供应不足的情况下，可适当联合应用肠外营养。肠外营养是通过静脉输注糖类、脂肪、氨基酸、维生素、微量元素等。一般认为手术后，胃肠道有一定的麻痹作用，在尚未排气、排便前可给予静脉营养。优点是应用于术后胃肠道尚未完全恢复的患者时，能够较快且足量的补充所需的营养物质及能量。不足之处在于，肠外营养属于有创性治疗，技术性、代谢性及感染性并发症较多。目前肠内、外营养的联合应用也引起一定的重视，早期肠外与肠内营养联合应用较单纯肠外营养，肠鸣音恢复、肛门排气时间明显缩短，营养支持费用低，体重及白蛋白恢复显著增高。肠内、外营养联合治疗还可以更好的控制血糖，避免了单纯肠外营养引起的高血糖、胰岛素抵抗等。肠内、外联合营养与单纯肠内营养相比，电解质紊乱、睡眠障碍、消化道反应的发生率低，营养及免疫状况恢复也较好。

✳ 155.食管癌放射治疗期间的饮食注意

（1）不吃过硬、粗糙、过热和刺激性食物。

（2）忌烟酒，不喝浓茶，可适当喝些绿茶、红茶。

（3）进食时可少量多餐，细嚼慢咽，以免发生梗塞。放射治疗期间定时进行X线检查，若发现穿孔的可能应进食流质、半流质食物，严重时要先停止放射治疗；若患者进食量少可适当静脉输液补充营养，如10%的葡萄糖溶液、水解蛋白、氨基酸和脂肪乳等；有些患者因害怕疼痛不敢吞咽并非梗阻造成进食困难，这与食管炎有关，可在医生指导下给与清热解毒的中药如六神丸或口服1%~2%的普鲁卡因。

（4）食管癌患者进食时取坐位或立位，不要躺着或蹲着吃饭，进食完毕应坐30分钟再躺下；也可取半卧位保证患者顺利进食防止食物逆流引起呛咳。

（三）健康管理

✳156.食管癌患者在生活起居中要注意什么

（1）睡好觉，泰然处之，不要过分担心。治病的事情交给医生，自己不睡觉也没有好办法。这些食管癌的治疗注意事项是比较重要的。

（2）吃饭慢，不能狼吞虎咽，食管癌患者多数有吃饭快的不良习惯。这也是食管癌的治疗注意事项。

（3）食管癌的治疗注意事项还要不生气，食管癌患者多数性子急脾气暴躁。

✳157.食管癌手术前如何护理

（1）心理护理：患者有进行性吞咽困难，日益消瘦，对手术的耐受能力差，对治疗缺乏信心，同时对手术存在着一定程度的恐惧心理。因此，应针对患者的心理状态进行解释、安慰和鼓励，建立充分信赖的护患关系，使患者认识到手术是彻底的治疗方法，使其乐于接受手术。

（2）加强营养：尚能进食者，应给予高热量、高蛋白、高维生素的流质或半流质饮食。不能进食者，应静脉补充水分、电解质及热量。低蛋白血症的患者，应输血或血浆蛋白给予纠正。

（3）胃肠道准备：①注意口腔卫生。②术前安置胃管和十二指肠滴液管。③术前禁食，有食物潴留者，术前晚用等渗盐水冲洗食管，有利于减轻组织水肿，降低术后感染和吻合口瘘的发生率。④拟行结肠代食管者，术前需按结肠手术准备护理，见大肠癌术前准备。

（4）术前练习：教会患者深呼吸、有效咳嗽、排痰、床上排便等活动。

✱ 158.食管癌手术后如何护理

除观察生命体征等常规护理外，还应注意以下方面。

（1）保持胃肠减压管通畅：术后24～48小时引流出少量血液，应视为正常，如引出大量血液应立即报告医师处理。胃肠减压管应保留3～5天，以减少吻合口张力，以利愈合。注意胃管连接准确，固定牢靠，防止脱出，引流通畅。

（2）密切观察胸腔引流量及性质：胸腔引流液如发现有异常出血、浑浊液、食物残渣或乳糜液排出，则提示胸腔内有活动性出血、食管吻合口瘘或乳糜胸，应采取相应措施，明确诊断，予以处理。如无异常，术后1～3天拔除引流管。

（3）严格控制饮食：食管缺乏浆膜层，故吻合口愈合较慢，术后应严格禁食和禁水。禁食期间，每日由静脉补液。安放十二指肠滴液管者，可于手术后第2日肠蠕动恢复后，经导管滴入营养液，减少输液量。

（4）观察吻合口瘘的症状：食管吻合口瘘的临床表现为高热、脉速、呼吸困难、胸部剧痛、不能忍受；患侧呼吸音低，叩诊浊音，白细胞升高甚至发生休克。

（5）处理原则：①胸膜腔引流，促使肺膨胀。②选择有效的抗生素抗感染。③补充足够的营养和热量。目前多选用完全胃肠内营养经胃造口灌食治疗，效果确切、满意。

✵ 159.食管癌患者术后如何鼻饲

患者术后的1～5天，正好处在手术的创伤期，吻合口尚未愈合，胃肠功能也未很好恢复，消化功能差。如果这时盲目的进食，对于食管的恢复是很不利的，因此需要鼻饲以增加营养。

所谓的鼻饲就是经鼻放置一根很细并且是特制的营养管直达空肠以输送营养。主要给患者混合奶、菜汁、果汁、米汤等，注入量可由第一天的500毫升，分2～3次滴注，以后每天根据患者的耐量增加至1500～2000毫升。滴入时的温度以与体温近似为宜；鼻饲营养液要尽量达到含蛋白质、脂肪、糖类、维生素、盐和水比例适当的要求。

✵ 160.食管癌患者手术的心理行为问题如何应对

近年来，食管癌发病率与死亡率都呈明显上升趋势，其食管癌根治术仍然是肿瘤外科最成熟的手术方式之一，但术后化疗导致患者的焦虑与抑郁发病率较高，远远超过正常人的发病率。无论是手术还是化疗，多会对患者的身心产生较大的影响，增加患者的痛苦，降低患者的生活质量。研究表明，由于生理和心理等诸多因素的影响，会使食管癌患者产生不同程度心理负性情绪，进而会引起患者心理上的一些应激反应，如果不及时对其进行有效的心理干预，会降低患者的免疫力。

由于手术应激，许多食管癌手术患者在术前和术后可能产生各种心理异常。焦虑往往会降低患者的痛阈及耐痛阈，结果在手术前、中或手术后产生一系列的心理生理后果。准备手术的食管癌患者可表现出各种各样的心理反应。其中最常见的是对手术本身的恐惧：手术本身是一严重的负性生活事件，它必定会引起患者强烈的情绪和行为反应。一般说来，患者对手术大多存在疑虑心理，充满恐惧、焦虑和紧张情绪。引起患者术前恐惧及焦虑的各种原因大概有以下几种：个人身体完整性遭到破坏、把个人生命托付给医师、远离自己所熟悉的家庭环境及家庭成员、麻醉后暂时失去自我控制感、害怕术中处于半清醒状态、担心身体部位及身体功能受到损害等。这些恐惧心理反应在处于慢性高度焦虑状态的患者或既往有恐惧症病史的患者身上表现得更为突出及严重。此外，许多患者常常感到无望、无助及愤怒。尽管所有手术患者均可能出现这些术前反应，但在癌症手术患者中更为突出。

医师可有目的地对患者进行一系列的心理干预，包括教育性干预和心理治疗式干预，如心理支持、行为训练等，以帮助调节患者的恐惧、焦虑等不良情绪，增强应对能力，使患者尽快地在心理和行为上适应手术，并促进术后躯体和心理的康复，以降低术后精神疾病发生率。大多数情况下，外科医师通过与患者的交谈能够了解并满足患者的心理需求。具体措施包括：①向患者介绍一些信息，可消除某些错误观念或不切实际的想法。医师在进行术前讨论时应尽量使用非医学术语，且允许患者尽可能提出问题，可采用图示方法来解释手术过程，并允许家属在场，并给予患者一定的保证。患者可以将整个讨论过程进行录音并带回家重放，与家属进一步商讨，这样可以避免出现因某些患者过于焦虑及紧张而在术前讨论时"听不清"医师的有关解释及建议的现象。最后，外科医师还要获得患者对手术的"认知同意"并要求患者本人或家属签字。②请做过类似手术，并已康复良好的患者现身说法，其他患者的示范作用是任何人所不能比拟的。良好的示范作用的前提条件是：模型和对象之间要尽可能在年龄、性别、手术种类等方面有可比性；采用的方式可以是现场的，电影或录像的。③医护人员会与患者家属加强沟通。有的医院采取专人术中巡视手术室，他们将从手术医师那里获得有关患者的最新资料及时反馈给家属，同时将家属的想法及要求也及时反馈给手术医师。这样能大大缓解家属的焦虑情绪，减少家属对手术室有关人员的各种干扰。这种干预措施深得医患双方的接受和欢迎。

对于食管癌患者手术的心理行为问题，医护人员可在常规护理基础上进行心理干预护理，首先，患者因术后无法正常进食、生理功能没有恢复正常、担忧预后等因素，容易产生不同程度的自卑、抑郁心理，因此要求护理人员对于抑郁患者采取情感宣泄、交流、精神支持和家庭支持等方式改善患者心情，消除其抑郁情绪。其次，患者因首次看见自己胸部巨大切口，容易产生恐惧情绪，加上化疗后脱发、乏力等不良反应，可导致患者对化疗及预后产生恐惧心理。而护理人员通过安抚与鼓励，并通过家属给予患者精神支持，可消除患者恐惧感。最后，对于困惑患者，要求护理人员给予健康教育和护理指导，增进其对于食管癌疾病知识的了解，从而解除内心困惑。

研究发现，食管癌的发生与社会心理环境等因素密切相关，进行了心理干预的患者在心理干预前后的抑郁、焦虑和恐怖因子上有明显改善。由此表明，在食管癌患者手术治疗期间进行心理干预，有利于患者从认知、情绪和行为等方面采取积极的主观能动作用，从而通过自我调节，减缓紧张、焦虑和恐惧的心理，降低患者的应激反应，缓解患者的思想和心理压力，降低患者手术后的焦虑程度，减轻患者的抑郁情绪，增加患者的信心和自我控制感。心理干预不仅可以使患者细致的了解自己的病情，正确地对待疾病，也可以以积极、轻松的心态和良好的身体状态去接受手术，可以对癌症患者的发生、发展、治疗、预后起到药物和手术无法替代的作用。

✳ 161.食管癌患者放射治疗的心理行为问题如何应对

食管癌放射治疗患者出现这样或那样的异常心理反应的主要原因有两个：①对放射治疗缺乏认识及了解，患者对放射治疗不同的意义理解。那些头脑中存在着"癌症放射治疗意味着癌症晚期不能根治"错误观念的患者具有明显的焦虑及抑郁情绪，其中以高焦虑症状最为常见；放射治疗过程中出现的其他负性生活事件可加重患者的这种负性情绪，甚至可能使患者终止放射治疗。②患者既往心理脆弱或有精神疾病史，放射治疗可以引发或加重患者业已存在的精神心理行为问题。放射治疗过程中，特殊环境及缺乏交流的隔离等因素可诱发隐性恐怖症；患"广场恐怖症"的患者害怕远离熟悉的亲人，独自身处治疗环境会感到十分痛苦、十分恐怖；那些既往长期处于高焦虑状态或既往有严重精神创伤史的癌症患者，在放射治疗中有可能加重原有精神疾病；有严重人格障碍或精神分裂症患者有可能拒绝与医护人员的合作。因此，在放射治疗前对这些患者进行评价及监测是必要的。

（1）对新患者进行有针对性的教育及培训，以消除患者紧张恐惧感。由医师、护士进行自我介绍、简介放射治疗程序、参观熟悉放射治疗室及放射治疗设备、介绍放射治疗不良反应及其预防及处理等；鼓励患者就放射治疗有关问题提问并给予一一答复。这种"针对性"教育课程可以以团体形式进行，并同时辅以录像带、小册子等形式。对老患者的指导及培训内容应与新患者区分开来；鼓励患者之间互相帮助，特别鼓励老患者对新患者进行积极、正面的引导和帮助。

（2）注意放疗门诊的环境及氛围。尽量安排病情程度相似的患者在安静、舒适的候诊室里候诊。如果所有患者在拥挤、嘈杂的环境中候诊或等待放疗，就有可能因为突然碰上急诊重危患者而产生视觉上、心理上的压力。

（3）对那些有可能出现情感障碍或心理异常的患者，应尽早地进行心理评估，及早地进行心理行为干预，包括适当使用抗精神病药及提供心理支持等。

（4）有时候，某些患者在放射治疗结束时情感障碍反而会增加，对此医护人员应提前加以预防，应鼓励患者对此现象进行讨论并鼓励患者向前看，对治疗充满信心。而对于那些担心失去医护人员的医疗照顾、担心疾病复发的患者，医护人员应为他们提供尽可能详尽的出院医嘱、安排定期随访，允许他们随时来访问医护人员，汇报有关放射治疗后情况并获得指导及帮助。这样有助于消除患者紧张恐惧感、增加安全感，并且保证患者出院后治疗的连续性及完整性。

✳ 162.食管癌患者化疗的心理行为问题如何应对

化学治疗是一种全身性的治疗。手术或放射治疗通常属于局部治疗，其有效性及成功与否常常受到癌细胞远处转移的挑战。许多患者在肿瘤得到确诊时，已发生了癌瘤的转移，只是大多数属微小病灶而不易被发现，这种微小转移灶需要使用化疗药物的全身治疗。但是，历史上，人们普遍把化疗作为姑息性治疗手段，认为化疗的危险性要大于外科手术且弊大于利，所以肿瘤患者常常拒绝或恐惧全身治疗。这样的观念一直存在于包括患者、家属、公众、普通医师甚至一部分肿瘤专科医护人员在内的许多人头脑中。例如，"我接受化疗意味着我病情已到了晚期""化疗不良反应大，我宁愿不治或去死也不愿做化疗"。此外化疗期间还往往伴有脱发、恶心呕吐等一系症状。因此，医师一方面要向人们解释及宣传化疗的作用及益处、正确对待化疗的不良反应，以纠正患者的错误观念、消除人们的恐惧感；另一方面也即更为现实可行的是消除癌症患者尤其新患者及其家属对化疗的无知和恐惧。告诉患者和家属有些反应是不可避免但可以耐受，每个患者并不一定会发生所有不良反应，治疗效果常常远大于治疗危险性，患者及家属的信心及合作是十分重要等。具体可包括以下几个方面。

（1）尽可能全面地向患者及其家属提供有关化学、内分泌、生物治疗的知识和信息，提供心理咨询及情绪支持，使患者在各方面做好充分准备，并做到名副其实的"认知同意"。医护人员的关心不仅仅是"病"，更重要的是"患者"，应及时观察并处理患者的各种不良反应。在各种诊治过程中，所有医护人员都应该微笑服务，细致周密的治疗有助于消除患者的紧张恐惧感。

（2）患者、家属及医护人员均应该认识到医患之间的关系应该是一种相互信任、相互尊重的关系，双方之间的交流应该是轻松、坦诚的。患者是医院的"上帝""衣食父母"，有权询问任何与疾病及治疗有关的问题，其中包括一些可能"冒犯医师"的问题。对此他们也不应该有"羞愧感"和"恐惧感"，而医护人员应该持宽容及鼓励的态度支持患者提出任何问题并进行自由讨论。

（3）医护人员应创造条件为患者提供其他一些服务，如替患者预约挂号、为患者安排好交通工具及其他后勤保障等，当然，这些主要是患者家属及其他服务机构的职责。此外，患者如何在家中按计划服药治疗、处理有关账单及保险单等问题对患者心理影响也很大，医护人员不应低估这些因素的负面影响。只要医护人员想患者之所想、急患者之所急，就能赢得患者的信任、提高治疗顺应性、减少有关医疗纠纷。

（4）肿瘤科医师应常常给患者提供一些基本的心理支持，但对某些有严重精神障碍的肿瘤患者则需要进行心理咨询、心理治疗或精神药物治疗。单独或联合应用心理治疗技术、精神药物及行为干预措施可以十分有效地减轻肿瘤患者因疾病及治疗所带来的诸多心理异常反应，如化疗相关焦虑、化疗前预期性恶心呕吐等，从而大大提高患者接受全程足量化疗的依从性。

✱ 163.吞咽困难如何治疗

吞咽困难是食管癌患者的最常见的症状，主要因为肿瘤体的机械性阻碍，有时食管正常蠕动减低的功能性因素也是重要原因。吞咽困难依次可分为以下程度：仅能吞咽唾液；仅能进全流食；仅能进半流食（包括婴儿食品）；能咽下直径小于18毫米的固体食物；间断有进食哽咽感，能进不必切成小块的普通固体食物。

治疗吞咽困难方法主要是梗阻部位的再疏通和管饲通道的建立，恢复进食，给予肠内营养支持。具体策略是：①对于至少能进半流食的食管癌中度梗阻患者，可考虑采取内镜下导丝引导聚乙烯探条或球囊的食管扩张，但该方法疗效持续短暂，需间断重复，因盲法扩张术穿孔风险高，应尽量避免用于复杂食管狭窄。②对只能进全流食的重度梗阻患者，除以上方法，还可选择置入可回收的覆膜食管内支架，如果经有效治疗使进食梗阻缓解，可移除支架。③如果患者完全进食梗阻，可选择以下的再通方法：内镜下置鼻胃营养管或鼻空肠营养管、经皮内镜下胃造瘘术（PEG）、经皮内镜下空肠造瘘术（PEJ）。在内镜疏通不适合或操作失败时，可考虑常规的胃或空肠造瘘手术。无论何种方法，在没有胃代食管手术的计划时才选择胃作为造瘘脏器。④食管气管瘘和纵隔瘘是食管癌致死性并发症，运用带膜支架可有效封闭大部分患者瘘口，减轻症状。但是对合并严重感染者应谨慎使用，因为覆膜支架封阻瘘口使脓肿得不到引流，可直接导致严重并发症及败血症而死亡。对食管癌累及气管，致使呼吸困难者，可考虑安装食管气管双支架，延长中位生存期。

食管支架置入后可能会出现的主要并发症包括：①食管壁撕裂和反流增加所致胸骨后疼痛和异物感，最常见的并发症，可以通过抑酸、促动力药物和止痛药物缓解，植入抗反流支架可减少反流性食管炎的发生。②对于因进食不当和支架材质特性引起的支架移位和脱落，应注意在支架植入后1～2周内以流质或半流质食物为主，少食多餐，植入金属支架应忌过冷、过热食物以防其变形脱落，支架移位可采用内镜下调整或移除支架，也可外科剖腹或腹腔镜手术取出。③对于肿瘤组织长入网眼或阻塞支架上下两端形成的再狭窄，放置新的支架是有效的解决办法。④发热、呼吸道感染、出血、穿孔和食管气管瘘等并发症较少见，食管癌放射治疗后由于病变及邻近组织脆性增加而容易穿孔，支架植入前应加以注意。

目前，还有其他针对食管癌相关吞咽困难的姑息治疗方法可供选择。物理热灼技术包括单极和双极电凝术、氩离子凝固术和氦-氖激光治疗术等。化学消融的方法是将无水酒精注入食管癌，使组织坏死，减轻梗阻。光动力学疗法可用来治疗管腔几乎完全阻塞的食管癌，也可配合化疗、放射治疗前或后使用，以提高疗效。

✳ 164.食管癌如何镇痛治疗

晚期食管癌疼痛的主要原因有肿瘤直接压迫刺激神经、肿瘤对痛觉敏感组织（血管、淋巴管等）的刺激、肿瘤分泌化学致痛因子、肿瘤伴随炎症因素致痛、治疗后诱导的外周神经病变疼痛、较少见的骨转移，以及心理因素致痛。

有效的镇痛治疗首先要进行包括疼痛程度、原因和性质的评估。评估过程应遵循慢性疾病的诊断评估程序。通常将癌痛按性质分为三类：内脏痛、躯体痛和神经病理性痛。疼痛治疗一般采用药物疗法和非药物手段，后者包括手术，放、化疗，神经阻滞，认知心理治疗，中医治疗等。

对于食管癌疼痛的药物治疗，轻度疼痛可选用非甾体抗炎药或对乙酰基酚等第一阶梯药物，如对第一阶梯药物无效、过敏或有禁忌证，可考虑直接过渡为第三阶梯阿片类镇痛药物，并注重以快速滴定确定药物用量。晚期食管癌疼痛往往是多因素作用的结果，需制定联合镇痛方案。比如，肿瘤浸润压迫神经或骨转移导致神经病理性疼痛都存在炎性痛成分，可将非甾体抗炎药或糖皮质激素作为辅助抗炎镇痛药物。对于难治型神经病理性痛还可考虑伍用抗惊厥和抗抑郁药物。反流性食管炎有时也是晚期食管癌痛的原因，抑制胃酸分泌药物和促胃肠蠕动剂也是有效的选择。如果放置食管支架后出现严重的药物不可控制的疼痛，支架取出可缓解。尽管口服镇痛药是最佳用药途径，但晚期食管癌常伴有不同程度的吞咽困难，肠道缓释镇痛药物的应用也受到各种胃肠营养管的限制，所以可根据患者能接受的给药途径和药物种类来选择包括经直肠给药、皮肤贴剂、和经硬脊膜外、皮下、静脉、神经丛的患者自控镇痛技术等合适的用药途径。

此外，给予患者一定的心理治疗和辅导，可以消除对镇痛药物成瘾性的担心，缓解烦躁紧张的情绪，增强战胜癌痛的信心，同时寻求家属亲情的支持，均有助于改善患者症状，减轻痛苦。

✴ 165.食管癌患者可选用的止痛方法有哪些

食管癌患者，特别是晚期食管癌伴肝、肺、骨等转移者，疼痛是其最为痛苦和难忍的症状，严重干扰患者的生活、休息。为帮助晚期患者安然舒适地度过最后时光，家属应配合医护人员采取适当方法为患者减轻病痛，提高生活质量。

一般可用于食管癌患者的止痛方法有以下几点。

（1）抗肿瘤治疗：主要包括化疗、放射治疗、中医药治疗等，只有有效地控制肿瘤的发展才可能减轻疼痛感。

（2）暗示止痛法：通过调节患者的精神、情绪止痛，比如与患者多沟通、谈话，可增强其战胜疾病的决心和信心，可分散患者注意力，减轻疼痛感。还可以使用安慰剂，如注射用水、维生素类药物，可告诉患者为"止痛药"，有时也很奏效。

（3）中医中药止痛法：可通过中医医师针刺患者阿是穴、痛点等，选用一些中成药和方剂止痛可见效。

（4）西药止痛法：根据患者疼痛的程度用药，轻度疼痛者可选用地西泮、654-2及解热镇痛药等；疼痛较剧烈者可选用可待因、布桂嗪、哌替啶、吗啡等。这类药物具有一定不良反应和成瘾性，因此需按规定的时间、剂量给药，止痛药的使用一定要征得医生的同意。